Peter Luther

Lektin und Toxin der Mistel

Aberglaube und moderne Forschung

Lektin und Toxin der Mistel

Aberglaube und moderne Forschung

von

Peter Luther

mit 23 Abbildungen und 31 Tabellen

Akademie-Verlag · Berlin

1982

Dr. sc. nat. Peter Luther
Forschungsinstitut für Lungenkrankheiten
und Tuberkulose, Abteilung Klinische Immumologie
DDR - 1115 Berlin-Buch

Erschienen im Akademie-Verlag, DDR - 1080 Berlin, Leipziger Straße 3—4
Lektor: Christiane Grunow

Lizenznummer: 202 · 100/501/82
Gesamtherstellung: VEB Druckhaus „Maxim Gorki", 7400 Altenburg
Bestell-Nr.: 762 965 8 (6624) · LSV 1354, 2064
Printed in GDR
DDR 20,— M

Meinem Lehrer

Herrn Prof. Dr. sc. med. Otto PROKOP,

Direktor des Institutes für gerichtliche Medizin der Humboldt-Universität zu Berlin, der dem Fachgebiet der Lektine zu internationalem Ansehen verhalf und in mir ein bleibendes Interesse an dieser Thematik weckte,

zu seinem 60. Geburtstag gewidmet.

Berlin, September 1981 Peter LUTHER

Vorwort

Das allgemeine Interesse an Lektinen und deren Anwendungsmöglichkeiten in der experimentellen und klinischen Medizin hat in den zurückliegenden Jahren stark zugenommen. Nicht nur Biologen oder Biochemiker, sondern in zunehmendem Maße interessierte Ärzte, Immunologen oder Pharmakologen bedienen sich der verschiedensten Lektine als Werkzeuge in Forschung und Diagnostik.

Die Mistel, deren Lektin mit seiner Charakterisierung und Anwendung in diesem Buch im Vordergrund steht, ist seit dem Altertum für die Menschheit eine interessante Pflanze gewesen, die vor allem durch die ihr zugeschriebenen Heilkräfte immer wieder in Kräuterbüchern, medizinischen oder wissenschaftlichen Werken beschrieben wurde.

Die überwiegend beschriebenen Eigenschaften der Mistel beruhten bis heute jedoch lediglich auf Beobachtungen von therapeutischen Effekten der meist als Tee oder Pulver gegebenen Droge oder aber auch auf Ergebnissen von Versuchen an Tieren. Auch die Anwendung am Menschen in der heutigen Zeit entbehrte noch exakter wissenschaftlicher Untersuchungen über das Wirkungsprinzip bzw. die Wirkungssubstanzen.

Die heute bekannten Mistelpräparate wie Iscador, Plenosol, Helixor, Necromelin, Omelan, Iscucin, Abnobaviscum u. a., die in verschiedenen europäischen Ländern hergestellt wurden, wurden fast ausschließlich in der Tumorbekämpfung eingesetzt. Über die beschriebenen Erfolge in der Tumortherapie mit Mistelpräparaten wurde viel diskutiert und spekuliert. Am häufigsten wird eine positive Beeinflussung des Immunsystems des „Krebskranken“ angenommen.

Aus diesem Grunde wurden die immunologisch interessantesten Inhaltsstoffe der Mistel, das Lektin und ein mit dem Lektin assoziiertes Toxin wissenschaftlich exakt untersucht und beschrieben und ihr Reaktionsverhalten gegenüber verschiedenen menschlichen Zellen, insbesondere Erythrozyten, Tumorzellen und Lymphozyten, untersucht.

Die sich aus diesen gewonnenen Kenntnissen ergebenden Anwendungsmöglichkeiten wurden mit den in der alten Literatur beschriebenen Anwendungsmöglichkeiten diskutiert und verglichen.

Das Buch kann nicht den Anspruch erheben, alle Eigenschaften dieser interessanten Pflanze Mistel berücksichtigt zu haben. Auch kann das Gebiet der Einsatzmöglichkeiten in der experimentellen Medizin oder auch in der Tumorbekämpfung keinesfalls als abgeschlossen betrachtet werden. Dennoch scheint aus heutiger Sicht die Beschreibung zweier wesentlicher Bestandteile der Mistel und deren exakten Charakterisierung mit modernen biochemischen und immunologischen Methoden und die Einordnung von Anwendungsmöglichkeiten in der Medizin vom Altertum bis zu unserer Zeit gerechtfertigt.

Das Buch soll interessierten Ärzten, Biologen, Immunologen oder Biochemikern sowie Studenten eine Anregung sein und helfen, über Kenntnisse von Lektinen manche medizinische oder biologische Probleme neu zu überdenken und offen gegenüber neuen Erkenntnissen zu bleiben.

Mein Dank gilt vor allem Herrn Prof. Dr. sc. med. Paul STEINBRÜCK, der mich in meiner Arbeit stets unterstützt und gefördert hat.

Mein Dank gilt ebenso Herrn Prof. Dr. sc. nat. H. G. HERBST, der mir ein wertvoller Ratgeber war.

Peter LUTHER

Abkürzungen

Anti-A-B-H	Antikörper gegen Blutgruppensubstanzen
Anti-A_{HP}	Lektin der Weinbergschnecke
A.d.	Aqua destilata
Ag	Antigen
Ak	Antikörper
B-Zelle	B-Lymphozyt, Ig-produzierende Zelle
CEA	Carcinoembryonales Antigen
Con A	Lektin aus *Canavalia ensiformis*
EATM	Ehrlich-Aszites-Tumorzellen der Maus
FITC	Fluoreszierender Farbstoff
HF	Histaminfreisetzung
I.E.	Immunelektrophorese
I.U.	International units (Konzentration)
GE	Gegenstromelektrophorese
Immunisierungen: i.v.	intravenös
i.m.	intramusculär
i.p.	intraperitoneal
i.n.	intranasal
oral	über die Nahrungsaufnahme
LD_{50}	50% tödliche Dosis
LTT	Lymphozytentransformationstest
β-MÄ	β-Merkaptoäthanol
MG	Molekulargewicht
N-Ac-Galm (Gal NAc)	N-Acetyl-Galaktosamin
N-Ac-Glum (Glc NAc)	N-Acetyl-Glukosamin
NI-Test	Neuraminidase inhibition test
NS	Normalserum (z. B. Blutspender)
PAGE (PAAGE)	Polyacrylamidgelelektrophorese
PAS	Kohlenhydratfärbung
PBS	Phosphat gepufferte NaCl-Lösung
PHA	Lektin aus *Phaseolus vulgaris*
RAST	Radio Allergo Sorbent Test
RDE	Neuraminidase aus *Vibrio colerae*
RSP	Rezeptorspezifische Proteine (Lektine)
RT	Raumtemperatur
SDS	Sodiumdodecylsulfat

SBA	Lektin der Sojabohne
T-Antigen T_F-Rezeptor	Rezeptor auf Erythrozyten nach RDE-Behandlung
Tm	Tumor
T-Zelle	T-Lymphozyt (thymusgeprägt)
Viscum-R	Viscum-Rohextrakt, 1:10 Gewichtsteile
Viscum-A	Viscum-Lektin nach Adsorption an IgG
Viscum-G_1	Lektin nach thermischer Elution
Viscum-G_2	Lektin nach Galaktose-Elution
Viscum-Lektin Viscum-Lektin „rein"	Lektin nach Säulen-Affinitätschromatographie (Erythrozyten oder Sepharose) und Elution mit 0,1 M Galaktose und weitere Reinigung durch Sephadex
Viscum F_1, F_2, F_3, F_4	Fraktionierung von Viscum-R über Sephadex
Viscum-O Viscum-Ü	Überstand von Viscum-R, inkubiert mit Erythrozyten im Batchverfahren und Überstand nach IgG-Inkubation
Viscum-I, II, III, IV, V, VI	Fraktionen nach DEAE-Cellulose-Chromatographie
V_K	Variationskoeffizient
WGA	Lektin aus Weizenkeimlingen

Inhalt

1. Einleitung

In dem vorliegendem Buch sollen eine Pflanze — die Mistel — und bestimmte Inhaltsstoffe dieser Pflanze beschrieben werden. Im Vordergrund der Untersuchungen standen das Lektin und die Toxine der Mistel, wobei vor allem dem Lektin mit seinen unterschiedlichen Reaktionen, Eigenschaften und Anwendungsmöglichkeiten in der modernen experimentellen Medizin besondere Beachtung geschenkt wurde.

Lektine — das sind nach ihrer Definition Glykoproteine oder Proteine, die in der gesamten belebten Welt (bei Pflanzen und Tieren gleichermaßen) vorkommen und die Fähigkeit haben Kohlenhydrate mehr oder weniger spezifisch zu binden. Diese Reaktion mit Kohlenhydraten befähigen sie zur Agglutination, Präzipitation, Adsorption und Blockade von Rezeptoren oder Inhibition bestimmter Reaktionen. Die Beschäftigung mit Lektinen („Lektinologie") wird in zunehmendem Maße ein Betätigungsfeld junger und interessierter Ärzte, Immunologen, Biologen oder Biochemiker.

Lektine sind vor allem als „Werkzeuge" in der Forschung verschiedener Wissensgebiete interessant geworden, da sie sich relativ leicht rein präparieren lassen, ihre molekulare Struktur und ihre Reaktionen mit den verschiedensten Glykoproteinen bzw. Rezeptoren von Zellen überschaubar sind und sie sich so auch als Hilfsmittel bei der Charakterisierung von Zelloberflächen empfehlen. Diese neuesten Erkenntnisse über einige Inhaltsstoffe der Mistel werden im Zusammenhang mit der Literatur unserer Zeit und der bis zurück in das Altertum und die Mythologie diskutiert und mögliche Zusammenhänge zwischen Erkenntnissen des Altertums und unserer Zeit herausgestellt.

Nach einem geschichtlichen Überblick über die Mistel wird, auf Grund der interessanten Lebensweise der Mistel, auf deren Biologie sowie auf Beziehungen zu den entsprechenden Wirtspflanzen eingegangen. Es folgt eine exakte wissenschaftliche Beschreibung der Gewinnung und Charakterisierung des Lektins und der Toxine der Mistel. Den Abschluß bilden allgemeine Anwendungsmöglichkeiten in der modernen Medizin sowie ein Vergleich mit Angaben aus dem Altertum bzw. Mittelalter über die Mistel.

Im Anhang folgt eine Übersicht (Zeittafel) über die Entdeckung wichtiger Eigenschaften der Mistel sowie bekannter Patentschriften über Inhaltsstoffe der Mistel.

2. Geschichte der Mistel

2.1. Die Mistel in der Mythologie sowie in der Zeit vom Altertum bis zur Neuzeit

Die Mistel zählt sicher zu einer der am häufigsten von der Menschheit beschriebenen Pflanzen. Das lag wohl in erster Linie an ihrer besonderen Lebensweise, als immergrüner Halbschmarotzer in Bäumen, von jedermann gut sichtbar (besonders im Winter), zu wachsen. So war es nicht verwunderlich, daß in den ersten Jahrhunderten unserer Zeitrechnung, wo Wunder und Mystik im Denken der Menschen eine große Rolle spielten, die Mistel als „Gegenwunder" helfen sollte. So wurden ihr eine Vielfalt von meist guten Eigenschaften zugeschrieben. Die meisten haben sich bei späteren Forschungen nicht bestätigt — einige wurden wohl nicht überprüft und einige beschäftigen noch heute verschiedene Forschungsgruppen.

In der germanischen und griechischen Mythologie spielte die Mistel bereits eine oft wiederkehrende Rolle. So soll sie bereits von HIPPOKRATES (er wurde 460 v. u. Z. geboren) gegen die „Milzsucht" empfohlen worden sein. Um 300 v. u. Z. schrieb THEOPHRAST und um 60 u. Z. PLINIUS d. Ä. über die Mistel. PLINIUS schreibt dabei über die Druiden (Priester der alten Gallier und Britannier), daß diese eine auf einer Eiche wachsende Mistel als das Heiligste bezeichneten. Die Mistel mußte „im sechsten Monde" mit einem goldenen Messer geschnitten werden und durfte die Erde nicht berühren, sollte sie ihre wundersame Heilkraft behalten.

Sie wurde vor allem gegen „die fallende Sucht" (Epilepsie), Schwindel, gegen verschiedene Gifte und als Heilmittel zur Fruchtbarkeit von Frauen und Tieren empfohlen.

Der starke mystische Bezug ist daraus zu ersehen, daß Mistelzweige auch zur Abwehr von bösen Geistern und Dämonen aufgehängt wurden — worauf sich wohl auch der noch heute übliche Brauch in Großbritannien, Mistelzweige zu Weihnachten aufzuhängen, zurückführen läßt. Aus der germanischen Göttermythologie wird in der jüngeren Edda berichtet (STURLUSON, 1220), daß die Speerspitze, die den Lichtgott Baldur tötete, auf Anraten des listigen Gottes Loki aus einem Mistelzweig angefertigt wurde. Daß die Speerspitze nicht aus härterem Holz oder anderem harten Material gefertigt sein sollte und daß der Tod durch die Mistel (als „Wunderpflanze") hervorgerufen wurde und kein Gifttrank als das zu dieser Zeit allgemein übliche Mittel beschrieben ist — könnte uns nachdenklich stimmen, denn erst im 20. Jahrhundert wurde die hohe Toxizität von

Mistelstoffen bekannt und erst seit weniger als 50 Jahren kennt man die alleinige Toxizität bei parenteraler Verabreichung von Mistelinhaltsstoffen.

Im Mittelalter fehlte die Mistel als Heilmittel gegen die verschiedensten Krankheiten in keinem Kräuterbuch — es sollen nur einzelne erwähnt werden: PARACELSUS (1493—1541) empfahl die Mistel gegen Epilepsie — eine immer wieder genannte Eigenschaft der Mistel, (COLBATCH, 1776, LONICERUS, 1564, BOCK, 1565, MATTHIOLUS, 1626, HALLER, 1755). HECKER (1814) verwendete die Mistel ebenfalls gegen Epilepsie, interessanterweise aber auch unter anderem bei „konvulsivem Asthma".

In den meisten Kräuterbüchern wird der Mistel viel Raum und Interesse gewidmet. Einen kurzen Einblick soll ein Auszug vermitteln (nach TUBEUF, 1923):

„Kreutterbuch dess Hochgelehrten Andreae MATTHIOLI." „Frankfurt a/Mayn M D L XXXVI (1586). *Mistel ist menniglich bekannt. Er wechst auff den Bäumen unnd sonderlich auff dem Eychelbaum, desgleichen auff dem Birn unnd Oepffelbaum ... Diese Beer essen die Vögel, so auff den Bäumen ihre Wohnung haben, beschmeissen darnach mit jrem Kot den Baum ... daher auch der alte Poet Plautus sagt: Trudus exitium sibi cacat, das ist, der Krammetvogel oder Zimmer scheist jhm sein eygen unfall unnd verderbnuss ... Etliche nemmen die Eychen Mistel, so die Erde nicht berührt haben ... gebens zu trincken viertzig Tag nacheinander ... sol ein bewerte unnd gewaltige hülff seyen wider die fallende sucht, welchs nicht übel zu glauben ist, denn der Mistel ist so hoch gewürdiget, dass jn die alten Heyden omnia sanantem, das ist heil alle Schäden, genennt haben, hielten nicht allein Mistel, sondern auch den Bäum, darauff er wechst für heylig, wie solchs* PLINIUS *weitläufftig bezeugt ...*".

Und weiter heißt es bei MATTHIOLI:

„*Man macht auch noch heut bey Tag Paternoster darauss. Etliche lassens in Silber fassen, henckens unter anderm geschmeidt den jungen Kindern an die Hälse, tragens auch selber in jren Ringen verschlossen als widerstehe es dem fallen siechtagen und wende alle Schäden so durch Unholden unnd Zauberey entspringen. Etliche glauben, wann man dem Viehe Mistel im Futter gebe, es solle davon zunemmen und feister werden. Die Beer an jn selber sol man nicht in Leib nemmen, dann sie demselbigen schädlich. Von dem Holtz dess Eychenen Mistels werden ützliche Arzeneyen zugerichtet.*"

Erwähnt soll noch der englische Arzt GAULTHIER werden, der als erster nach Experimenten an Tieren und auch bei Menschen die blutdrucksenkende Eigenschaft von Mistelextrakten beschrieb (1907).

Seit Rudolf STEINER, dem Begründer der Anthroposophischen Medizin, wird die Mistel „gegen den Krebs" eingesetzt, wobei die Anthroposophie den möglicherweise vorhandenen positiven Effekten bei der Tumorbekämpfung durch Viscum-Extrakte mehr geschadet als geholfen hat bzw. einer weiteren Verbreitung entgegen stand, da oft keine exakten wissenschaftlichen Untersuchungen den Ergebnissen zugrunde lagen.

Die Herkunft des Namens der Mistel ist nicht restlos geklärt — schon eher der wissenschaftliche (lateinische) Name „Viscum". Die Römer, die aus den Mistelbeeren ihren Vogelleim gewannen, nannten diesen Leim „Viscum" (klebrig). Die Beeren hatten eine weiße Farbe und so ist die Bezeichnung *Viscum album* verständlich. Nach MADAUS sind folgende „mundartliche" Begriffe in den verschiedensten Gegenden Mitteleuropas bekannt: Aus der Gegend um Braunschweig (wo ein sogenanntes „Hochdeutsch" gesprochen wird) kommt der Name „Mistele", aus der Schweiz „Mistle, Mischgle, Mischgelt". Andere, dem Namen Mistel nicht ähnliche Begriffe, beziehen sich hauptsächlich auf folgende Vergleiche: Mecklenburg „Marentaken" („Mahr"-Nachtgespenst) oder „Immergrüne" bzw. „Wintergrün" aus Österreich.

In anderen Sprachen wird die Mistel (*Viscum album* L.) wie folgt bezeichnet: England „mistletoe", Frankreich „gui", Italien „visco", Schweden „Mistel", Norwegen „Misteltein", Dänemark „Mistelten", ČSSR „Imeli", Ungarn „Fehér fagyöngy".

Auf die einzelnen der Mistel zugeschriebenen Eigenschaften seit dem Altertum wird in entsprechenden Kapiteln speziell eingegangen.

Da wir davon ausgehen können, daß dem Lektin und dem Toxin (Toxinen) sowie ihren Wechselwirkungen zueinander eine entscheidende Bedeutung bei der Klärung bzw. Erklärung vieler Eigenschaften der Mistelinhaltsstoffe zukommen, soll ein kurzes Kapitel zur Geschichte der Lektine, insbesondere des Lektins aus der Mistel (Viscum-Lektin) folgen.

Lektine kommen in der gesamten belebten Welt vor und wurden inzwischen bei Viren, Bakterien, Pilzen, Blütenpflanzen, wirbellosen Tieren sowie bei Fischen, Lurchen, Kriechtieren und vor einigen Jahren auch bei Vögeln und Säugetieren (Kaninchen, Ratte) nachgewiesen.

2.2. Geschichte der Lektine

Als Entdecker der Lektine allgemein gilt Hermann STILLMARK, der — aus Reval stammend —, bei Prof. KOBERT in Dorpat seine Doktorarbeit über giftige Pflanzen schrieb. STILLMARK fand 1887 und 1888, daß Extrakte aus den Samen *Ricinus communis* und *Croton tiglium* hämagglutinierend gegenüber verschiedenen Erythrozyten wirken. STILLMARKS Nachfolger ELFSTRAND fand bei nachfolgenden Untersuchungen, daß die Agglutination mit verschiedenen Erythrozyten von Mensch und Tieren unterschiedlich war. Im KOBERTschen Institut fanden dann HELLIN 1891 und WARDEN und WADDEL 1894, daß Abrin aus *Abrus precatorius* ebenfalls agglutinierend auf Erythrozyten wirkte, und 1890 bereits hatten POWER und CAMBIER das toxische Lektin aus der Rinde von *Robinia pseudoacacia* entdeckt. 1901 machte Paul EHRLICH Versuche mit den Extrakten Ricin und Abrin und es gelangen ihm seine klassischen Immunisierungen bei Mäusen.

In diese Zeit fällt auch die Entdeckung der Isoagglutinine und der menschlichen

AB0-Blutgruppen durch LANDSTEINER (1901). 1902 entdeckte LANDSTEINER dann als erster bei Arbeiten mit Abrin und Ricin, daß die Agglutination der Erythrozyten durch Erwärmung über 323 K (50 °C) sich wieder aufheben läßt (thermische Elution). Alle bisher entdeckten „Agglutinine" aus Pflanzen verhielten sich toxisch. Die ersten „ungiftigen Hämagglutinine" wurden erst 20 Jahre nach der Erstbeschreibung durch LANDSTEINER und RAUBITSCHEK gefunden (1907).

Es handelt sich um die Lektine aus *Phaseolus vulgaris*, *Pisum sativum*, *Lens culinaris* und *Vicia sativa*. Die „Lektinologie" erlebte jetzt einen ersten Aufschwung. FORD fand 1906 erstmals „Hämagglutinine" bei Pilzen (*Amanita muscaria*, *Amanita solitaria*) und schon 1902 hatten KRAUS und LUDWIG die agglutinierende Wirkung von Staphylokokken und Vibriokulturen beschrieben. LENZE beschrieb 1909 das *Vicia faba*-Lektin und SUGA 1910 das Lektin aus *Arachis hypogaea*. FUJIWARA beschrieb 1923 das Lektin aus *Soja hispida* und SUMMNER und GRAHAM (1925) das „canavalin" aus *Canavalia ensiformis*.

Mit dieser Aufzählung der ersten Beschreibungen von einigen bedeutenden Lektinen sollte lediglich ein kurzer Überblick über die erste Phase der Geschichte der Lektine gegeben werden. Eine neue Entwicklung begann mit der Entdeckung blutgruppenspezifischer Lektine. Die ersten blutgruppenspezifischen Lektine (es handelte sich nur um pflanzliche Lektine) wurden praktisch gleichzeitig und wahrscheinlich unabhängig voneinander durch W. C. BOYD (1947) und RENKONEN (1948) veröffentlicht. BOYD fand ein Anti-A in *Phaseolus lunatus* und RENKONEN, der 99 Arten der Fabaceae untersuchte, fand Anti-H in *Lotus tetragonolobus*, *Laburnum alpinum*, *Cytisus ratisbonensis* und *Cytisus sessilifolius* und Anti-A in *Vicia cracca*.

MUNTER (1949) untersuchte im Institut von RENKONEN die große Zahl von 215 Pflanzenarten (Samen) und fand keine weiteren blutgruppenspezifischen Lektine. Erst BOYD und REGUERA waren 1949 erfolgreicher und fanden innerhalb verschiedener *Phaseolus*-Arten 32 Samensorten, die ein spezifisches Anti-A enthielten. 1951 fand G. W. G. BIRD das Anti-A_1 in *Dolichos biflorus*, und das wohl erste „Anti-B-Lektin" fanden ELO, ESTOLA und MALMSTRÖM 1950 in dem Pilz *Marasmius oreades*.

KRÜPE u. a. (1952) fanden bei *Sophora japonica* und *Coronilla varia* ein schwaches Anti-B. Zu diesem Zeitpunkt (1956) gab es bereits mehrere Übersichtsarbeiten und Monographien über „Phytagglutinine": LANDSTEINER (1910), SCHIFF (1925), SCHMIDT (1953), BERNHEIMER u. a. (1953), EISLER und PORTHEIM (1911), BOYD u. a. (1954), KRÜPE (1956).

2.2.1. Lektine aus wirbellosen Tieren

NOGUCHI beschrieb bereits 1902 und 1903 ein Lektin („Agglutinin") aus der Hämolymphe des an Amerikas und Japans Küste vorkommenden Arthropoden *Limulus polyphemus* (Arachnomorpha). In der Folgezeit wurden weitere Lektine aus Invertebraten beschrieben: CANTACUZENE fand 1923 bei zwei Wasserkäfern Lektine und BERNHEIMER 1952 bei einigen amerikanischen Schmetterlingen. Besondere Bedeutung kommt der Entdeckung des Lektins Anti-A_{HP} aus der Weinbergschnecke durch PROKOP u. a. zu (1965), da dieses Lektin zu Reaktionen fähig war, die vor allem in der experimentellen Medizin von Interesse waren. Nach der Beschreibung des Anti-A_{HP} durch PROKOP erhielt die Lektinforschung einen entscheidenden Impuls für weitere gezielte Forschungen auf diesem Gebiet. Eine Vielzahl von Übersichtsarbeiten und Monographien über Lektine zeugt davon.

2.2.2. *Lektine aus Wirbeltieren*

ASHWELL und MORELL entdeckten 1974 ein Lektin auf den Membranen von Leberzellen der Kaninchenleber. Sie fanden damit das fehlende Glied in der Kette des Vorkommens von Lektinen in der Natur.

REGOECZI, HATTON und CHARLWOOD berichteten 1975 über phylogenetisch unterscheidbare Zuckerspezifitäten der Leberzellmembranrezeptoren und fanden, daß im Gegensatz zu dem galaktosespezifischen Lektin der Kaninchenleber auch Vögel ein lektinanaloges Glykoprotein an der Leberzellmembran besitzen — jedoch mit der Spezifität für N-Acetyl-Glukosamin. Es folgten interessante Arbeiten zu der Problematik Säugetier—Lektine.

Zunächst schrieben STOCKERT, MORELL und SCHEINBERG über die Bedeutung ihres „Kaninchenleber-Lektins" (1976). LUNNEY und ASHWELL (1976) veröffentlichten einen Bericht zur Funktion des „Vogelleber-Lektins", STOCKERT, MORELL und SCHEINBERG fanden 1976 das Lektin in der Rattenleber, WINKELHAKE und NICOLSON berichteten dann über Rezeptoren der Niere von Ratten für Glykoproteine (1976).

2.3. Geschichte des Lektins der Mistel

Über die Geschichte des Lektins der Mistel gibt es widersprüchliche Angaben. In einer der ersten Monographien über Lektine (TOBIŠKA, 1964) werden unter *Viscum album* zwei Autoren angegeben:

AMOUREUX u. a. (1955); in der ganzen Arbeit erscheint jedoch nicht das Wort Mistel oder Viscum — vielmehr wird von *Pisum* (dem Erbsen-Lektin) gesprochen, und auch bei BIRD (1954) erscheint das Wort „mistletoe" oder Viscum nicht, auch wenn eine Vielzahl von Lektinen beschrieben wird. GOLD und BALDING (1975) gehen dann in ihrer Monographie über Lektine unter *Viscum album* auf die vorher genannten Autoren nicht ein, sondern nennen KRÜPE (1956), BIRD (1958) und BIRD und WINGHAM (1973), die eine Agglutination mit Mistelextrakten beschreiben. KRÜPE schreibt auf Seite 20: „Auch wir fanden in den Jahren 1949 bis 1954 z. T. in Übereinstimmung mit J. MUNTER keine blutgruppenaffinen bzw.

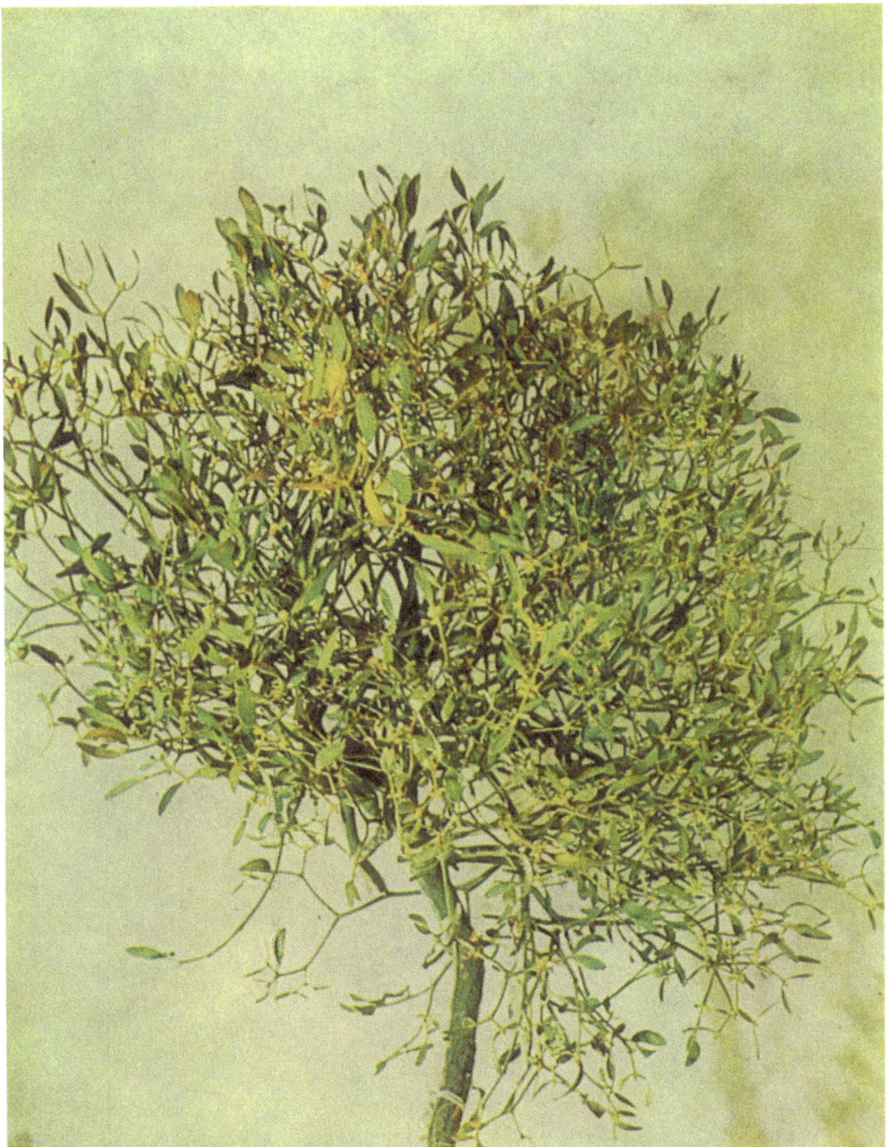

Abb. 1. Weibliche Pflanze von *Viscum album* L. (Mistel), endständig an einem Ast von *Robinia pseudoacacia* L., Alter etwa 15 Jahre.

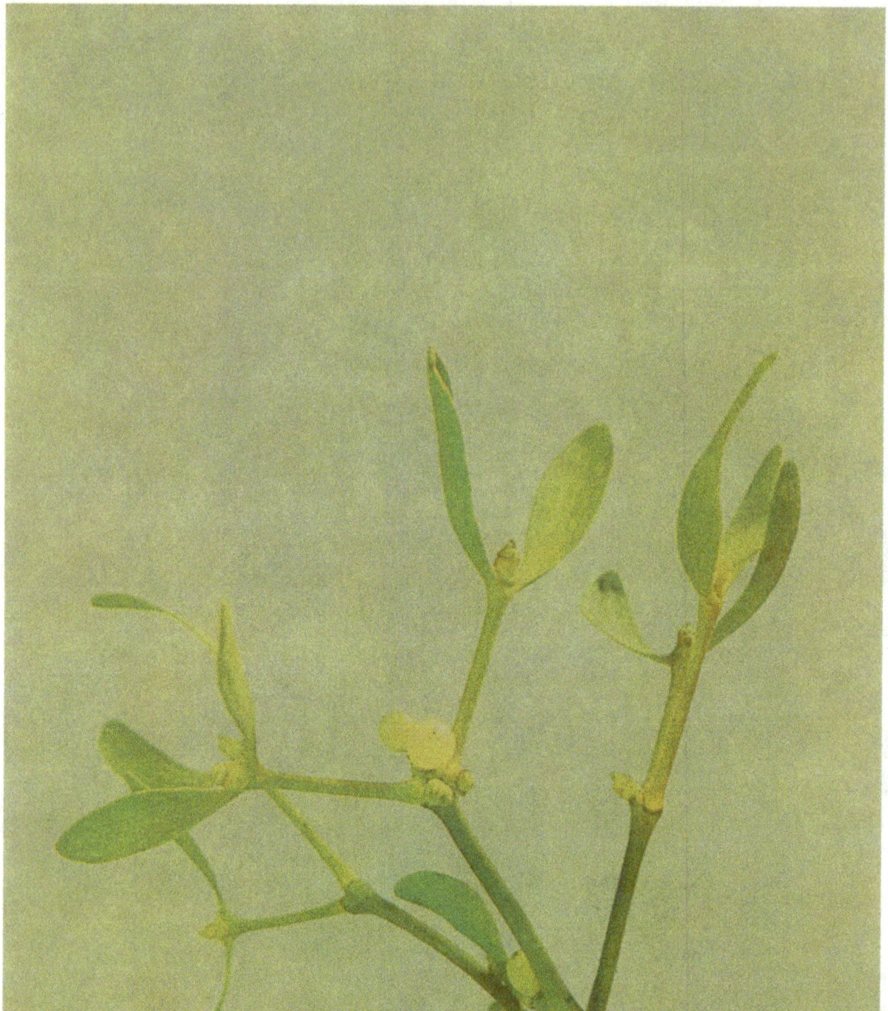

Abb. 2. Zweig einer weiblichen Pflanze von *Viscum album* L.

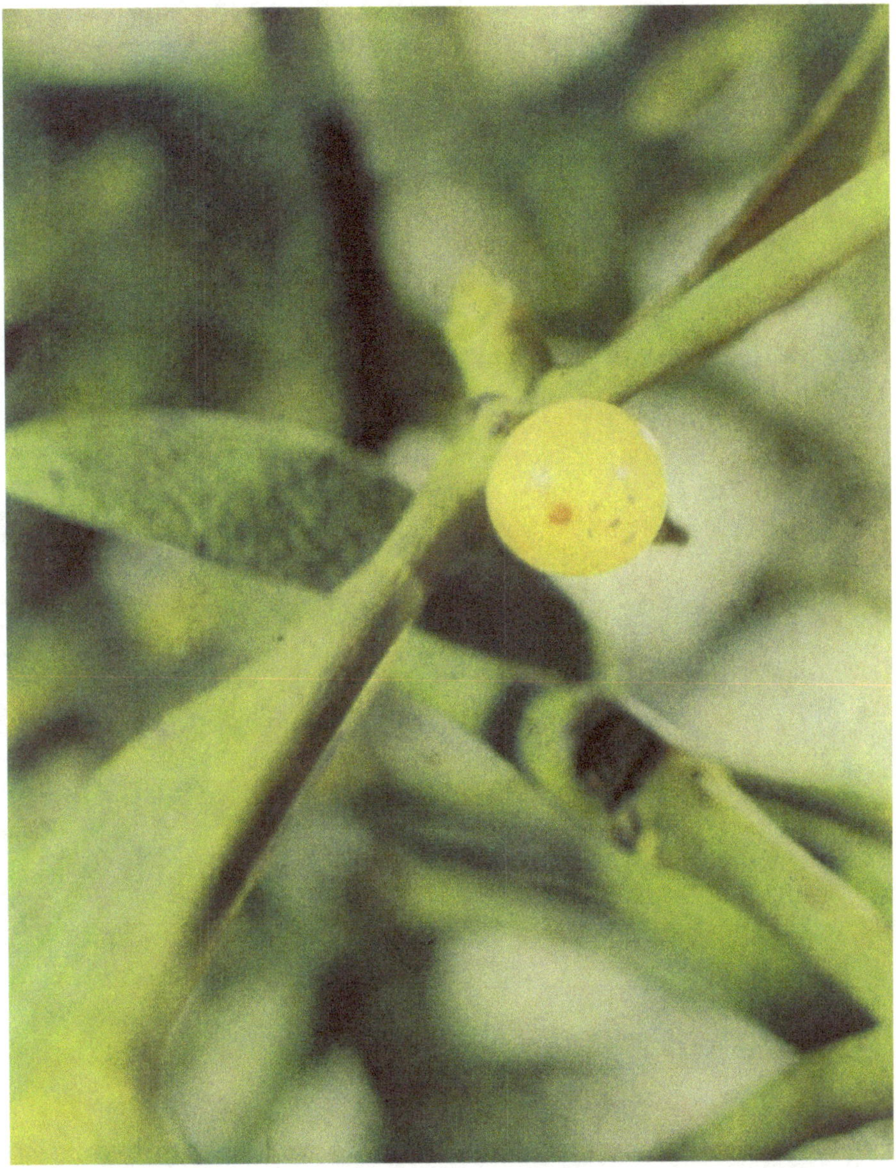

Abb. 3. Reife Frucht von *Viscum album* L., Wirtspflanze *Robinia pseudoacacia* L.

überhaupt keine Agglutinine — außerhalb der Papilionaceae ...". Es folgt eine Tabelle, als 13. ... „Loranthaceae: *Viscum album* (Mistel)".

Auch wenn daraus nicht hervorgeht, ob KRÜPE die Mistel unter „nicht blutgruppenaffin" oder „kein Agglutinin" führt, ist anzunehmen, daß er bei Versuchen mit Mistelextrakten die kräftige Agglutination von Erythrozyten gesehen hat und somit als erster zu nennen ist, der die agglutinierende Eigenschaft von Mistelextrakten beschrieb. *Viscum album* wurde außer in diesem Zitat in der Monographie nicht weiter erwähnt. BIRD und WINGHAM (1973) berichten über En(a —)-Erythrozyten und erwähnen *Viscum album* lediglich in einer Aufzählung: „*Viscum album* — S — mistletoe berries" (S steht für stärkere Reaktion mit En(a —)-Zellen, (En(a —) sind Zellen mit reduziertem Zeta-Potential). Chronologisch folgt dann die Beschreibung eines heterophilen Anti-B-Lektins aus der Mistel durch LUTHER, PROKOP und KÖHLER (1973). In dieser Arbeit wird nach Versuchen mit über 300 Blutmustern die Spezifität für das Blutgruppenmerkmal BP beschrieben und in einer weiteren Arbeit (LUTHER, MEHNERT, GRAFFI, PROKOP, 1973) wurde die spezifische Reaktion mit Aszites-Tumorzellen von Mäusen und die Spezifität zu D-(+)-Galaktose gefunden.

2.4. Nomenklatur der Lektine

Mit dem Ziel, einen Anschluß an die Literatur über Lektine herzustellen, soll ein kurzer Abschnitt über die Nomenklatur der Lektine folgen.

Die Nomenklatur der „Lektine" ist ebenso verwirrend wie die Entwicklung dieses Gebietes, der „Lektinologie" selbst. Die ersten beschriebenen Lektine (es waren nur einzelne) wurden noch nach dem Gattungsnamen der Art, aus der sie gewonnen wurden, benannt. STILLMARK (1888) nannte also sein Lektin aus *Ricinus communis* „Ricin", HELLIN (1891) das Lektin aus *Abrus precatorius* „Abrin". Nach der Entdeckung mehrerer Lektine der gleichen Gattung, z. B. aus Leguminosen, entfiel diese Nomenklatur. Da es sich zunächst um toxische Substanzen aus Pflanzen handelte, bezeichnete man sie auch als „giftige Hämagglutinine". Erst 20 Jahre später fand man (LANDSTEINER und RAUBITSCHEK, 1907) „nichttoxische Hämagglutinine", und da man diese wieder zunächst aus einer Pflanzenfamilie (Bohnen = *Phaseolus*) fand (z. B. aus *Phaseolus vulgaris*, *Vicia sativa* u. a.), nannte man sie „Phasine".

In der Zeit zwischen 1910 und 1950 sind keine weiteren derartigen Begriffe bekannt geworden und publiziert. Erst nach der Entdeckung der ersten blutgruppenspezifischen „Lektine" durch den Amerikaner BOYD (1947) und den Finnen RENKONEN (1948) wurde dieses Gebiet wieder interessant. Es folgten in den nächsten Jahren eine große Anzahl von Publikationen über „Lektine". BOYD prägte 1954 den Begriff „Lektin" (nach dem lateinischen legere = sammeln, aussuchen). KRÜPE schlug dann 1956 den Begriff „Phythämagglutinin" vor, da er die Bezeichnung „Lektin" nicht für universell genug hielt, weil einige „Lektine" nicht blutgruppenspezifisch reagieren können (nicht zwischen verschiedenen Erythrozyten unterscheiden, aussuchen können).

Dem Begriff „Phyt(o)hämagglutinin" schloß sich 1958 auch BIRD an. Die bisherige Terminologie befaßte sich fast ausschließlich mit Lektinen aus Pflanzen. Nach der Beschreibung einiger Invertebratenlektine — insbesondere nach der Entdeckung des spezifischen Lektins aus der Weinbergschnecke *Helix pomatia* durch PROKOP, RACKWITZ, SCHLESINGER (1965) war der Begriff für diese Stoffklasse nicht mehr zutreffend. PROKOP, UHLENBRUCK und KÖHLER bezeichneten später die „Agglutinine aus Schnecken" von ihrer vermuteten Funktion abgeleitet als „Protektine" und empfahlen erstmals eine entsprechende Schreibweise. Sie bezogen sich auf eine Spezifität des Lektins und charakterisierten es weiter nach der Herkunft. Das blutgruppen-A-spezifische Lektin aus der Weinbergschnecke *Helix pomatia* wurde zunächst Anti-A_{hel} bezeichnet. UHLENBRUCK schlug dann 1966 eine Erweiterung in Erwartung weiterer Lektine aus Invertebraten vor; Lektine aus Mollusken (Weichtieren) sollten mit den groß geschriebenen Anfangsbuchstaben für Gattung und Art gekennzeichnet werden, pflanzliche Lektine mit großgeschriebenem Gattungs- und kleingeschriebenem Art-Anfangsbuchstaben und tierische Antiseren mit zwei klein geschriebenen Anfangsbuchstaben. So würde die Schreibweise sein:

Helix pomatia-Lektin	Anti-A_{HP}
Dolichos biflorus-Lektin	Anti-A_{Db}
Anti-A-Serum aus Kaninchen (*Oryctolagus cuniculus*)	Anti-A_{oc}

Bei der Suche nach einem umfassenden Begriff und zur Abgrenzung von Antikörpern aus Vertebraten wurden auch häufig die Bezeichnungen „antibody like" und „antibody like substances" benutzt. Da sich das Gebiet der Lektine in den folgenden Jahren sprunghaft erweiterte und eine Vielzahl neuer Lektine unterschiedlicher Herkunft und Eigenschaften beschrieben wurden, wählten GOLD und BALDING 1975 in ihrer Monographie den umfassenden Begriff „receptor-specific proteins" (RSP) und bezeichneten damit „plant and animal lectins". Mit dem Ziel einer noch größeren Verallgemeinerung empfahl FRANZ 1977 den Begriff „Affinitin" und „Affinitinreaktion" für Antikörper, Lektine, Enzyme usw.

Da die Diskussion über die biologische Bedeutung der Lektine noch nicht abgeschlossen ist, erscheinen solche Verallgemeinerungen für verfrüht. Hier wird der in der modernen Literatur „eingebürgerte" Begriff „Lektin" benutzt, da auch die meisten Herstellerfirmen von Lektinen diese Bezeichnung vorziehen.

3. Botanik der Mistel

Die botanische Bestimmung der Mistel ist einfach und wird z. B. nach ROTHMALER (1958) nach folgendem Schlüssel vorgenommen:

Familie **Mistelgewächse** — **Loranthaceae**

1. Blätter gelbgrün, **wintergrün**, lederartig. Griffel fehlend. Beeren weiß, seltener grünlichweiß oder gelblich. Mistel-Viscum.

1a. Blätter dunkelgrün, **sommergrün**. Griffel fadenförmig. Beeren hellgelb. Riemenblume — Loranthus.

Mistel — Viscum

1. Nur auf Nadelbäumen (Kiefer, Tanne) schmarotzend, Beeren weißlich bis gelblich. Samen grünlich mit einem Keimling. Nadelholzmistel — *Viscum laxum* BOISS et REUT.

1a. Nur auf Laubbäumen schmarotzend. Beeren weiß, Samen weiß mit zwei Keimlingen. Laubholzmistel — *Viscum album* L.

Allgemein wird die Mistel als Halbschmarotzer bezeichnet, da sie in Vergleich zu Vollschmarotzern mit Hilfe ihrer grünen Blätter assimilieren kann (Aufbau von Kohlenhydraten aus Kohlendioxid und Wasser mit Hilfe von Sonnenenergie).

Der Begriff Halbschmarotzer ist jedoch nicht unumstritten, da mit Recht darauf verwiesen wird, daß die Mistel in keiner Phase ihres Wachstums ohne die Nährsalze des Wirts auskommt.

Die Mistel entnimmt ihrem Wirt hauptsächlich Wasser, zu einem kleineren Teil auch Nährsalze. Von einigen Ausnahmen berichten jedoch GREENHAM u. a. (1965), die bei einer amerikanischen Zwergmistel (*Arcenthobium*) und bei *Phoradendron* (eine verwandte Gattung von *Viscum*) auch eine Aufnahme von Aminosäuren aus dem Wirt nachweisen konnten. Diese Behauptung konnte bis heute jedoch nicht weiter bestätigt werden. Die ebenfalls in der älteren Literatur vertretene These, daß die Lignine der Mistel mit denjenigen der entsprechenden Wirte identisch seien, widerlegten BECKER und NIMZ (1974) mit den Methoden der Nitrobenzoloxidation, Thermofraktographie und NMR-Spektroskopie sowie weiterer histochemischer Untersuchungen.

Die Keimung des Mistelsamens erfolgt allgemein im Frühjahr (nach STOPP und auch AUSTER sind mindestens 283 K (10 °C) erforderlich), wenn die Samen durch Vögel oder anderweitig von den Mistelbüschen auf den Boden oder auf andere Äste, auf denen sie mit den klebrigen Stoffen der Beeren anheften können, gelangen.

Die vor allem in der älteren Literatur oft vertretene Ansicht, die Mistelsamen müssen einen Vogeldarm (z. B. den der Drossel, die am häufigsten Mistelbeeren verzehrt) passieren, ist falsch. Nach Versuchen von STOPP (1961) und von TUBEUF (1923) sind für eine Keimung auf der Mistelpflanze gereifter Samen, Licht und die oben genannte Temperatur erforderlich. Das Anwachsen des Keimlings erfordert dagegen besondere Voraussetzungen und erfolgt nur auf lebenden Bäumen. (Über die Wirtsspezifität wird in einem späteren Kapitel berichtet.)

Ist der Mistelsamen nun über den Schnabel eines Vogels oder auch durch dessen Kot auf einen Ast gekommen, bildet sich unter den genannten Bedingungen (Licht und Wärme) ein Keimling, der sich geotropisch und negativ heliotropisch verhält (er wendet sich in jedem Fall in Richtung der lichtabwendigen Seite zu). Das Hypokotyl (eine Keimwurzel wurde bei der Mistel nicht nachgewiesen) verbreitert sich an der Stelle, wo es den Ast berührt, zu einer Scheibe. Diese Haftscheibe legt sich durch Faltung sehr eng an die Rinde des Wirtsastes an und treibt einen Senker in das Leitgewebe des Wirtes. Dabei ist festzustellen, daß die Keimung grundsätzlich auch auf der Erde oder auf Glas erfolgen kann. Sie ist nur an Licht und Wärme gebunden.

Wie so vieles bei der Mistel ist auch die Keimung ganz anders gegenüber anderen Pflanzen: Aus einer Frucht können zwei bis vier Embryonen austreiben (AUSTER, 1961). Der Keimling ist schon innerhalb der Frucht chlorophyllhaltig (durch die weißen Beeren gelangt Licht bis zum Keimling). Das erklärt, daß Beeren in dunklen Räumen ihre Keimkraft verlieren. Die Phase des Eindringens des Senkers in das Wirtsgewebe ist eines der interessantesten Phänomene der Mistel. Unter der Haftfläche bildet sich ein Vegetationskegel, der durch die Haftscheibe embryonale Zellen hindurchschiebt und als Embryo zu wachsen beginnt. Zuvor muß jedoch das Gewebe des Senkers in das Gewebe des Wirtes eindringen. Dieser Vorgang ist offensichtlich auch heute noch nicht restlos geklärt. Nach AUSTER ist es nicht nur der auch bei den meisten Pflanzen vorhandene Turgordruck (womit manche Wurzeln ja Steine sprengen können) sondern vielmehr auch „die Abgabe von Stoffen“ aus den Zellen des Mistelsenkers, die die Kutikula- oder Interzellularsubstanzen auflösen können und so den Zellverband der Wirtszellen auflockern. Der Senker der Mistel nimmt Bausubstanzen der zerstörten Zellen zu seiner eigenen Entwicklung auf, so daß dieser sich jetzt bereits selbst ernähren kann und die Mistelpflanze auch bei Verlust des Hypokotyls und der Haftscheibe über die Bildung der Adventivsprosse entstehen kann (LÖFFLER, 1923; AUSTER, 1961). Mit der Bildung des Primärsenkers bis zu den Leitbahnen des Wirtes, wo Wasser und Nährsalze aufgenommen werden können, ist das erste Lebensjahr der Mistel abgeschlossen und der Senker stellt sein Wachstum ein (wächst also nicht in das Holz des Wirtes). Im 2. Lebensjahr werden rechtwinklig zum Primärsenker seitliche Abzweigungen gebildet, die ihrerseits wieder Senker (Sekundärsenker) bis zu den Leitgefäßen des Wirtes treiben. Es beginnt im 2. Lebensjahr auch die Sproßentwicklung. Das erste Blattpaar entsteht jedoch meistens erst im 3. Lebensjahr. Die Stengel der Mistel sind ebenso wie Senker und die seitlichen Abzweigungen (Rindensaugstränge bzw. auch Wurzeln genannt) grün gefärbt, enthalten also Chlorophyll. Die Stengel bilden auch im Alter keine Borke.

Das Alter einer Mistelpflanze kann man durch Auszählen der Sproßglieder genau bestimmen, da in jedem Jahr nur ein Sproßglied gebildet wird.

Die Entwicklung der Mistel in einem kurzen Überblick:

1. Jahr: Hypokotyl und Haftscheibe werden gebildet.
2. Jahr: Das erste Laubblattpaar entsteht.
3. Jahr: Das zweite Laubblattpaar entsteht gekreuzt zu dem ersten Laubblattpaar.
4. Jahr: Der Sproß bleibt gerade, es entsteht das dritte Laubblattpaar, wieder gekreuzt zum zweiten Paar.
5. Jahr: Es entstehen die ersten Gabelsprosse. Die gabelige Entwicklung setzt sich von nun an fort, alle Blätter wachsen in derselben Ebene.
6. Jahr: Frühestens jetzt kann man das Geschlecht der Mistel erkennen. Es können die ersten Samen entstehen.

Die Laubholzmistel (*Viscum album* L.) ist zweihäusig, es gibt also Pflanzen, die männlich sind und keine Beeren tragen. Die Blätter bleiben etwa 15 Monate an der Pflanze (2 Sommer) und werden abgeworfen, wenn die neuen 2 Blätter des Sprosses erwachsen sind.

Die Blüten der Mistel sind eingeschlechtlich; die weiblichen klein und unscheinbar, die männlichen etwas größer. Beide haben einen „angenehmen Geruch" und werden durch Insekten besucht und durch diese erfolgt auch die Pollenübertragung und Bestäubung (Selbstbestäubung ist ausgeschlossen, Stopp, 1961).

Die Frucht der Mistel entwickelt sich im Verlauf des Sommers und ist etwa im November/Dezember reif, auch wenn die grünen Beeren im Herbst bereits keimfähig sind. Das Alter von *Viscum album* wird unterschiedlich angegeben. Sicher ist wohl, daß die Mistel 30 Jahre alt werden kann, Auster berichtet auch von 70 Jahren.

4. Vorkommen und Verbreitung der Mistel

Viscum album kommt in Europa und Asien vor. Die Gattung *Viscum* umfaßt dabei 65 Arten, die meist in den Tropen vorkommen. Bei uns unterscheiden wir nur in Laubholzmistel und Nadelholzmistel.

Die Verbreitung ist nicht gleichmäßig und offensichtlich nicht von klimatischen Einflüssen abhängig. Wir kennen Gegenden in der DDR, in denen keine Misteln vorkommen und solche, in denen es eng begrenzt sehr viele Misteln gibt. An den in Frage kommenden Mistelwirten kann es nicht liegen, da z. B. Pappel, Birke und andere „mistelholde" Bäume auch in Gegenden vorkommen, in denen es keine Misteln gibt. Die Ursache dieses lokalen Vorkommens der Mistel ist nicht restlos geklärt. Am glaubwürdigsten erscheint eine Verbreitung durch Drosseln (Misteldrossel, Ringdrossel oder Amsel). Da die Samen nur etwa 10 Minuten nach Verzehr der Beeren wieder ausgeschieden werden (Auster, 1961, Stopp, 1961) bzw. nur am Schnabel haften, und gleich wieder abgestreift werden, wäre ein lokales Vorkommen erklärbar. Dann müßte die Verbreitung der Mistel aus evolutionärer Sicht jedoch immer größer (großflächiger) werden.

Weil es sowohl Misteln als auch Drosseln seit Millionen von Jahren gibt, ist die uns heute bekannte lokale Verbreitung der Mistel nicht so erklärbar.

Da die Inhaltsstoffe „Lektin" und „Toxin" der Mistel sowie ihre Charakterisierung und Anwendung in diesem Buch im Vordergrund stehen, wurden auch die folgenden Untersuchungen zum Vorkommen der Mistel und ihrer Beziehungen zu den entsprechenden Wirtspflanzen aus dieser Sicht betrachtet (die benutzten Abkürzungen sind der am Ende des Buches befindlichen Tabelle zu entnehmen).

5. Beziehungen zwischen Wirtspflanze und Lektingehalt

Die Mistel wächst als immergrüner Halbschmarotzer auf verschiedenen Laub- und Nadelgehölzen. Dabei gibt es Baumarten, auf denen die Mistel sehr gut anwächst, Baumarten, auf denen sie selten anwächst und solche, auf denen sie noch nie gewachsen sein soll.

Tabelle 1. Titer von Mistelextrakten (Viscum-R) aus Misteln von verschiedenen Wirtsbäumen gegen unbehandelte, gewaschene menschliche Erythrozyten und Aszites-Tumorzellen von Mäusen. Die Versuchsbedingungen waren in allen Belangen gleich. Die Reaktionen erfolgten bei Zimmertemperatur auf Glastüpfelplatten mit Eppendorf-Mikroliterpipetten, abgelesen nach 30 Min. RT

Wirtspflanze	Pflanzenteil der Mistel	Endtiterstufen gegen verschiedene Zellen (Medianwert aus 3 Versuchen)						
		Mensch				Maus-Zellen		
		A_1	A_2	B	0	Aszites-Tumor Ehrlich	SOV 16	Ery.
1. Birke	Blätter	Ø	Ø	Ø	Ø	Ø	Ø	Ø
Viscum	Blätter	64	64	64	64	256	4096	Ø
	Knospen	64	64	64	64	256	4096	Ø
2. Pappel	Blätter	Ø	Ø	Ø	Ø	Ø	Ø	Ø
Viscum	Blätter	16	16	16	4	128	2048	Ø
3. Weißdorn	Blätter	Ø	Ø	Ø	Ø	Ø	Ø	Ø
	Baumrinde	Ø	Ø	Ø	Ø	Ø	Ø	Ø
Viscum	Blätter	64	64	128	64	1024	8192	Ø
	Beeren	32	16	32	8	n. t.	n. t.	n. t.
4. Amerikan. Roteiche*)	Blätter	Ø	Ø	Ø	Ø	Ø	Ø	Ø
Viscum	Blätter	64	128	128	64	512	4096	Ø
	Beeren	32	32	64	16	n. t.	n. t.	n. t.

*) Alle Bäume der Amerikanischen Roteichen hatten den gleichen Standort, waren max. 200 m voneinander entfernt.

Fortsetzung Tabelle 1

Wirtspflanze	Pflanzenteil der Mistel	Endtiterstufen gegen verschiedene Zellen (Medianwert aus 3 Versuchen)						
		Mensch				Maus-Zellen		
		A_1	A_2	B	0	Aszites-Tumor		Ery.
						Ehrlich	SOV 16	
5. Amerikan. Roteiche	Blätter	ø	ø	ø	ø	ø	ø	ø
	Baumrinde	ø	ø	ø	ø			
Viscum	Blätter	64	128	256	64	1024	8192	ø
	Beeren	64	64	128	32	n. t.	n. t.	n. t.
6. Amerikan. Roteiche	Blätter	ø	ø	ø	ø	ø	ø	ø
Viscum	Blätter	128	128	256	64	2048	4096	ø
7. Amerikan. Roteiche	Blätter	ø	ø	ø	ø	ø	ø	ø
Viscum	Blätter	32	32	64	32	256	1024	ø
8. Apfel	Blätter	ø	ø	ø	ø	ø	ø	ø
Viscum	Blätter	32	32	64	32	512	1024	ø
9. Robinie	Blätter	32	32	32	32	1024	2048	ø
Viscum	Blätter	128	128	256	64	1024	8192	ø
	Beeren	32	32	64	16			
10. Amerikan. Kastanie	Blätter	ø	ø	ø	ø	ø	ø	ø
Viscum	album	64	64	128	64	512	2048	ø
11. Linde	Blätter	ø	ø	ø	ø	ø	ø	ø
Viscum	Blätter	64	128	128	32	128	1024	ø
	Beeren	32	32	32	16	n. t.	n. t.	n. t.
12. Ahorn	Blätter	ø	ø	ø	ø	ø	ø	ø
Viscum	album	64	64	128	64	1024	4048	ø

n. t. = nicht untersucht

Wir untersuchten daraufhin Misteln auf ihren Lektingehalt, die auf verschiedenen Wirtsbäumen wuchsen und auch unterschiedliche Standorte hatten.

Viscum-R (siehe Tab. 1) wurde jeweils auf die gleiche Weise und in dem gleichen Zeitraum gewonnen (Trocknung, Zerkleinerung, Extraktion, Zentrifugation) und an einem Tage gegen die gleiche Erythrozytensuspension getestet.

Alle Erythrozyten und Aszites-Tumorzellen der Mäuse wurden am gleichen Tag entnommen.

Die graphische Darstellung zeigt ein konkordantes Verhalten zwischen der Titerhöhe der Mistelextrakte gegen menschliche Erythrozyten einerseits und Aszites-Tumorzellen von Mäusen andererseits (Abb. 4).

Die Agglutinationsstärke der Mistelextrakte gegen menschliche Erythrozyten und die Agglutinationsstärke gegen Aszites-Tumorzellen der Maus ergaben somit eine deutliche Korrelation bei allen Mistelextrakten unterschiedlicher Herkunft.

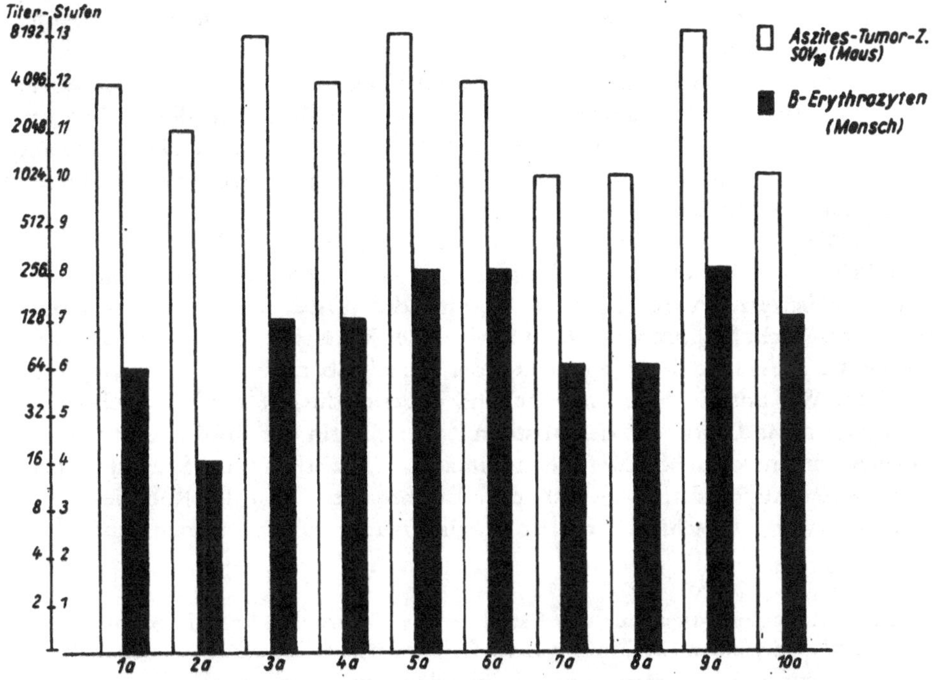

Abb. 4. Agglutinationsstärke verschiedener Viscum-R-Extrakte gegen Aszites-Tumorzellen von Mäusen und Human-B-Erythrozyten. (Die Zahlen unter den Säulen beziehen sich auf die Numerierung der Viscum-Extrakte in Tabelle 1.)

Es ist aber auch zu sehen, daß die auf gleiche Weise gewonnenen Extrakte 4, 5, 6, 7, die alle von der gleichen Wirtspflanze und vom gleichen Standort stammten, stark unterschiedlich sein können (Abb. 4).

Von den unterschiedlichen Wirtspflanzen enthält auch die Robinie ein Lektin. Wir gewannen bei unseren Arbeiten das Mistel-Lektin überwiegend aus Misteln, die auf *Robinia pseudoacacia* wuchsen (aus Gründen der Vergleichbarkeit). Eine gegenseitige Beeinflussung mußte überprüft werden, da beide Pflanzen ein Lektin enthalten. Entsprechend unseren Erkenntnissen bei Invertebraten-Lektinen und ihren Beziehungen zur Futterpflanze der Tiere glaubten wir jedoch nicht an eine Identität der Lektine. Das galt vor allem auch deshalb, da das Lektin der Mistel nicht nur aus Pflanzen mit *Robinia* als Wirt zu gewinnen ist, sondern ebenso — wenn auch mit unterschiedlichem Lektingehalt — bei *Tilia, Populus, Betula, Malus, Crataegus, Quercus, Aesculus, Fraxinus* und *Acer.*

Die Mistel treibt ihre Senker bis in die Gefäße des Wirtsbaumes und nimmt so Wasser, Nährsalze und andere Mineralien als Nährstoff auf.

HORAK (1974) untersuchte die Mineralstoffe verschiedener Misteln und deren Wirtspflanzen und kam zu dem Ergebnis, daß *Viscum album* gegenüber ihren Wirtspflanzen etwa gleiche K:Ca-Quotienten hat, jedoch höhere K:Mg-Quotienten (mehr Kalium) aufweist.

Nicht restlos bekannt ist bisher auch, wo die Lektine in der Pflanze synthetisiert werden. Ältere Vorstellungen gingen davon aus, daß dies in den Samen bzw. Früchten geschehe. Inzwischen wurden Lektine in allen Pflanzenteilen und auch zu allen Vegetationszeiten gefunden; andere Arbeiten wiesen eine Synthese in den Kotyledonen nach.

Bei Vergleichen zwischen *Viscum* und *Loranthus* (der Gattung *Viscum* am ähnlichsten) fand HORAK, daß *Loranthus* als „Kaliumtyp" und *Viscum* als „Oxaltyp" zu bezeichnen ist. Auch die Lignine der Mistel sind — wie bereits berichtet — nicht identisch mit den Ligninen der Wirtspflanze, stammen also nicht aus einer Aufnahme durch die Senker der Mistel. Ebenso verhält es sich mit dem Lektin. Wir untersuchten hauptsächlich Misteln, die auf *Robinia* wuchsen und verglichen das Lektin aus der Mistel mit dem Lektin der Robinie mit verschiedenen immunologischen Methoden und auch hinsichtlich ihrer Spezifität gegenüber einer Agglutination menschlicher Erythrozyten. Von der Robinie wurden dabei Extrakte verschiedener Pflanzenteile (Blätter, Blüten, Samen) untersucht.

Tabelle 2. Agglutinationstiter von Extrakten aus Viscum und Robinia gegenüber papainisierten Human-Erythrozyten nach 30 Min. RT

		2	4	8	16	32	64	128	256	512	1024
Viscum-Lektin	A_1	++++	++++	++++	++++	+++	++	+	+	−	−
0,03 mg/ml	B	++++	++++	++++	++++	++++	++++	+++	+++	++	+−
Viscum-R	A_1	++++	++++	++++	++++	+++	++	+−	−	−	−
1 : 20 (verd.)	B	++++	++++	++++	++++	++++	++++	+++	++	+	−
Robinia-R-Samen	A_1	++++	++++	++++	+++	+++	++	++	+	+−	−
(1 : 10)	B	++++	++++	++++	+++	++	++	+	+−	−	−
Robinia-R-Blätter	A_1	+	+	+−	+−	−	−	−	−	−	−
(1 : 10)	B	+++	++	++	−	−	−	−	−	−	−
Robinia-R-Blüten	A_1	+++	+++	++	++	+	+	+−	−	−	−
(1 : 10)	B	++	+	+	−	−	−	−	−	−	−

In der Agglutinationsstärke gegenüber menschlichen Erythrozyten, die zur Erhöhung ihrer Agglutinierbarkeit mit dem Ferment Papain behandelt wurden (nach PROKOP und UHLENBRUCK, 1966), zeigten sich dabei große Unterschiede. Die Ergebnisse sind in Tabelle 2 erkennbar.

Das Titrationsergebnis aus Tabelle 2 zeigt, daß durch eine Papainbehandlung der Erythrozyten der Titer gegenüber B-Erythrozyten bei dem Viscum-Lektin einseitig stärker erhöht war im Vergleich zu A_1-Erythrozyten. Bei Extrakten aus *Robinia* wurde das nicht beobachtet.

6. „Immunität“ von Wirtspflanzen der Mistel

Immunreaktionen bei Pflanzen (bzw. richtiger scheinbare Immunreaktionen) wurden immer wieder vermutet. Beziehungen zu den „echten“ Immunreaktionen der Wirbeltiere wurden jedoch nie bewiesen. Dennoch sind einige Parallelen dazu angetan, solche Beziehungen „Pflanze—Pflanze“, insbesondere Mistelpflanze—Wirtspflanze, näher zu untersuchen.

So gelingt es beispielsweise mühelos, verschiedene Apfelsorten auf andere Apfelsorten zu verpflanzen (Veredlung durch Pfropfen, Okulieren usw.). Ebensolches ist bekannt bei verschiedenen anderen Obstbäumen. Es wird also pflanzliches Gewebe der einen Art auf pflanzliches Gewebe einer anderen Art (nur die Sorte bzw. Rasse ist anders) verpflanzt. Das fremde Gewebe wird um so eher toleriert, je näher die Verwandtschaft der benutzten „Unterlage“ (Wirtspflanze) ist. Bei einigen Sorten gelingt eine Veredlung sehr schwer, unter fremden Arten gelingt sie überhaupt nicht. Solche Vorgänge sind uns aus der Transplantationsimmunologie gut bekannt: Die Transplantation von Herz, Lunge oder auch Haut gelingt am ehesten autolog (an der selben Person); am besten — z. B. bei der Transplantation einer Niere oder eines Herzens von einer anderen Person (gleiche Art) gelingt sie dann, wenn das Gewebe relativ gut übereinstimmt (Histokompatibilität)! Artfremdes Gewebe läßt sich nicht übertragen, es wird von dem Wirtsorganismus bzw. besser von dessen Immunsystem als „fremd“ erkannt und abgestoßen bzw. zerstört.

Wie wir bei der Mistel inzwischen feststellen konnten, kann sie nur wachsen, wenn sie in fremdes Gewebe eindringen kann. Auf einigen Bäumen wächst sie dabei sehr leicht und gut an, auf anderen selten und auf wieder anderen überhaupt nicht. Möglicherweise existiert auch hier ein primitives „Erkennungssystem“ oder „Abwehrsystem“ bei einigen Baumarten. Die Mistel wächst dabei auf folgenden Bäumen oder Sträuchern:

Nicht	Selten	Gelegentlich	Bevorzugt
Buche	Eiche	Hartriegel	Pappel
Faulbaum	Esche	Hasel	Birke
Holunder	Kastanie	Rose	Apfel
Heckenkirsche	Birne	Schlehe	Eberesche
Schneeball	Flieder	Ahorn	Linde

Fortsetzung

Nicht	Selten	Gelegentlich	Bevorzugt
Rhododendron	Kirsche		Weißdorn
Liguster	Pfaffenhütchen		Robinie
Nadelgehölze	Pflaume		Weide
Ulme			
Walnuß			
Wein			
		[1])	Ahorn
			Eiche
			Esche
			Kastanie
			Ulme
			Walnuß

[1]) Gehölze aus verschiedenen Ländern, wo keine Misteln vorkommen.

Diese Zusammenstellung (nach TUBEUF, 1923, NICHOLSON, 1932, HEINRICHER, 1915 und STOPP, 1961) des unterschiedlichen Anwachsens der Mistel auf der gleichen Baumart oder zumindestens nahe verwandten Arten ist verblüffend. Zumindestens zum Teil konnten wir die Angaben bestätigen. Am Stadtrand von Dessau (Autobahn Ost) stehen Amerikanischen Roteichen, die voller Misteln sind und von uns auch untersucht wurden (siehe S. 23).

Im Frühjahr 1978 fanden wir an gefällten Kastanienbäumen im Dresdener Zoo viele Misteln. Hier handelte es sich offensichtlich um die von STOPP beschriebenen amerikanischen Kastanien (*Aesculus discolor* PURSH).

Warum die Mistel auf diesen Kastanien bzw. Eichen, die z. T. schon 100 Jahre bei uns wachsen, gut anwachsen, auf einheimischen Arten nicht, ist unklar. STOPP schreibt: „... wäre es bestechend anzunehmen, unsere Gattungsgenossen hätten ‚Erfahrungen' mit dem Schmarotzer hinter sich, die zur Immunität führten". Sicher ist diese Annahme unwahrscheinlich (auch nach STOPP). Im Gegensatz dazu berichtet MADAUS (1938), daß bei Keimversuchen auf Apfelbäumen im ersten Jahr nach dem Anwachsen des Mistelsamens der ganze Zweig abstirbt. Bei den folgenden angesetzten Mistelsamen und der Keimung an anderen Ästen starb nur noch der halbe Ast ab und bei dem dritten und vierten Versuche wurden alle Mistelkeimlinge geduldet und kein Ast des Baumes starb ab. (MADAUS schreibt: „... ist der Baum immun und trägt so viele Misteln als man aufimpft.") Auch TUBEUF deutet die sich entwickelnde Verträglichkeit als „Immunisierung".

Die Frage der Verträglichkeit zwischen Mistel und Wirt untersuchte GRAZI (1979), als er über Keimversuche auf heimischen Eichen (Schweiz) und Ulmen berichtete, auf denen keine Misteln wachsen. Vermehrte Stecklinge von Ulmen und Eichen aus anderen Regionen (Südfrankreich), die dort Mistel trugen, konnten in der Schweiz anwachsen und auf ihnen ließen sich auch Misteln anpflanzen. GRAZI deutet dieses Phänomen so, daß ein bestimmter Genotyp der Wirtspflanze („angeborene Disposition für das Mistelwachstum auf ihren Ästen haben, während alle anderen normalen Bäume gleicher Art resistent sind") dafür verantwortlich ist.

Auch KRITSCHEWSKY (1914) versuchte schon, die Frage einer „Immunisierung" bei Pflanzen zu beantworten. Bei Versuchen in seinem Moskauer Institut versuchte er die Pflanze *Cotyledon scheideckeri* (Familie Dickblattgewächse) mit den Bakterien *B. thyphi* und mit *V. cholerae* mit verschiedenen Methoden zu immunisieren. Schon damals gelang es nicht, „Immunkörper" zu erzeugen.

Inwieweit Lektine eine Rolle bei solchen scheinbaren Immunreaktionen bei Pflanzen spielen, ist noch unklar. Interessant erscheinen dazu Arbeiten von JERMYN (1975), der die lektinhaltigen Pflanzen *Vicia faba* und *Cajanus cajan* untersuchte und fand, daß die Lektine der entsprechenden Pflanzen mit Extrakten der Mutterpflanze anders reagierten als mit anderen Pflanzen der gleichen Art. JERMYN vermutet, daß die untersuchten Pflanzen mit Hilfe des Lektins zwischen „selbst" und „nicht selbst" unterscheiden können.

Auch die Symbiose einiger Pflanzen (Leguminosen), die Lektine enthalten, mit stickstoffbindenden Bakterien sollten wir unter solchen Gesichtspunkten sehen. Die Symbiose der Pflanzenzelle mit der Bakterienzelle als fremder Zelle gelingt bei diesen Pflanzen, bei anderen nicht.

Nach CARLSON u. a. (1974) sind Karotten-Zellen in vitro bei Abwesenheit von Stickstoff lebensunfähig, während sie bei Anwesenheit von 1,9 M KNO_3 über 4 Monate in vitro lebten.

Es wird weiteren gezielten Untersuchungen vorbehalten bleiben, zu klären, ob all diese Reaktionen von Pflanzenzellen mit anderen Zellen, die Erkennung von „selbst" und „nicht selbst", der Gewebsabstoßung beziehungsweise Duldung und Ernährung fremden Gewebes (Veredlung) Reaktionen eines „primitiven Immunsystems" oder eines noch anderen Systems der Pflanzen sind. Die Abbildung 5 soll dabei besonders hervorheben, ob Lektine bei diesen Prozessen eine Rolle spielen und welche Bedeutung ihnen bei den Fragen nach einem „Immunsystem" bei Pflanzen zukommt. Dabei muß berücksichtigt werden, daß wir über die biologische Bedeutung der Lektine noch sehr wenig wissen.

Eine evolutionäre Betrachtung des Immunsystems zeigt dabei, daß der klassische Trennstrich im Tierreich zwischen „echten" Immunreaktionen und Reaktionen, die im Sinne der Definition nicht als solche zu bezeichnen sind, bei den Cyclostomata, exakt zwischen Flußneunaugen und Meerneunaugen gezogen wird. Das Immunsystem der Wirbeltiere ist durch folgende Merkmale charakterisiert:

Erkennung von „selbst" und „nicht selbst", spezifische Reaktion gegen ein fremdes Antigen, Proliferation immunologisch kompetenter Zellen zu Effektorzellen und Ausbildung eines immunologischen Gedächtnisses.

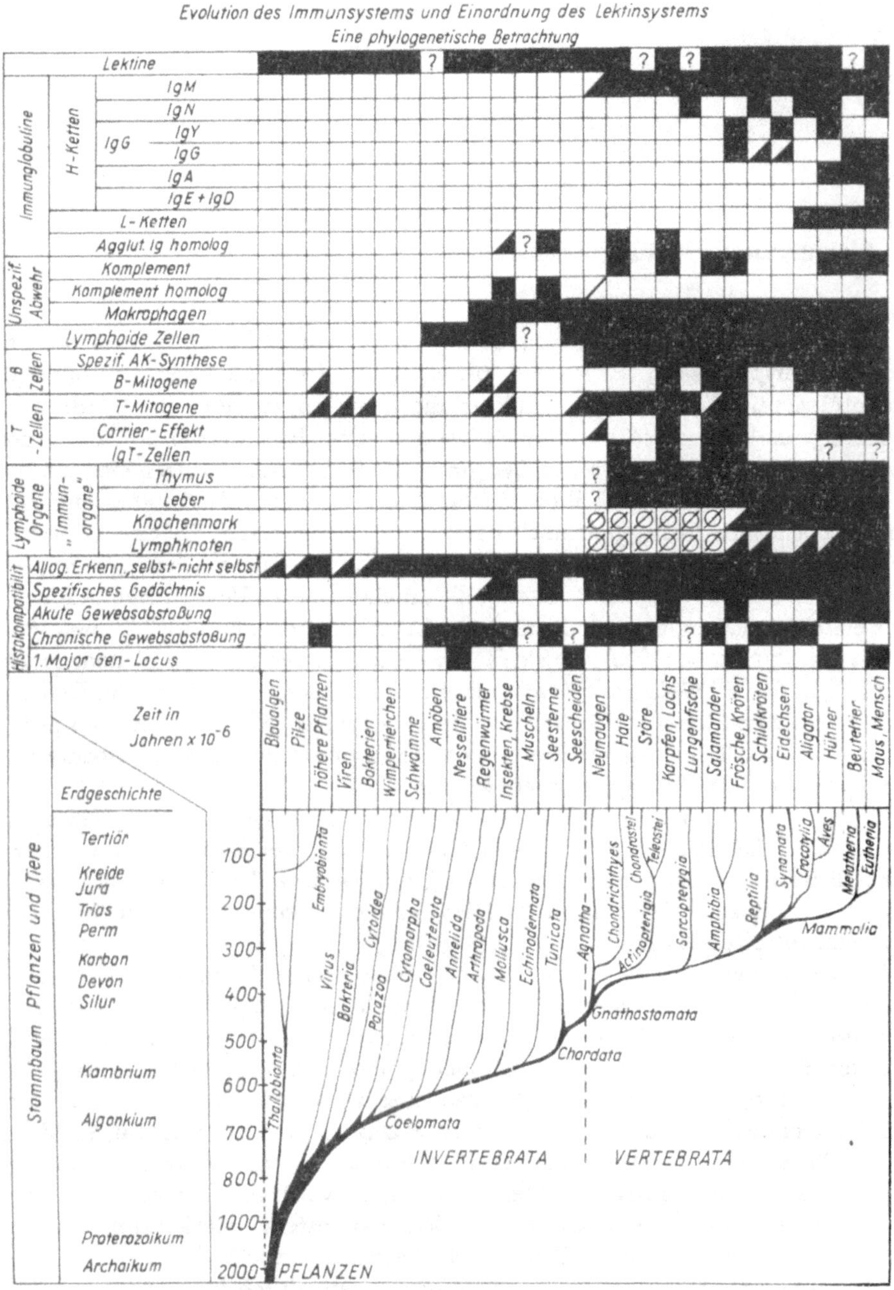

Abb. 5. Evolution des Immunsystems und Vergleich mit dem Vorkommen von Lektinen.

7. Biologische Bedeutung von Lektinen

Unser Wissen über eine biologische Bedeutung von Lektinen ist zum großen Teil noch hypothetisch. Es steht damit eigentlich im Widerspruch zu unseren Kenntnissen über den Aufbau, Struktur und Reaktionsverhalten der Lektine, da letztere gründlich erforscht und beschrieben wurden. Hier sollen nur die wesentlichen Theorien zur biologischen Bedeutung von Lektinen umrissen werden.

Die Lektine wurden nach ihrer Erstbeschreibung durch STILLMARK zunächst als „toxische Phythämagglutinine" bezeichnet, da die ersten Lektine — wahrscheinlich zufällig — auch alle toxisch waren (aus *Ricinus communis*, *Abrus precatorius* u. a.). Erst viel später fand man die „nichttoxischen Phythämagglutinine". Die erste Vermutung über die Bedeutung der „Phythämagglutinine" stammt von EISLER u. PORTHEIM (1926), die sie für Reservestoffe der Pflanzen hielten, da sie das Lektin (bei *Phaseolus multiflorus*) erst in reifen Samen finden konnten. Danach hielt man die Lektine (Phythämagglutinine) für eine Art „pflanzliche Antikörper". PUNIN (1952) z. B. hielt sie für Antikörper, die gegen schädigende Bodenbakterien gerichtet seien, da diese agglutiniert wurden.

VAREKA (1952, zitiert nach TOBIŠKA) vermutete nach Versuchen mit *Euphorbia virosa*, deren Lektin nach unterschiedlichem Lichtangebot für die Pflanze unterschiedliche Blutgruppenspezifitäten aufwies, eine Rolle des Lektins im Wachstumsprozeß der Pflanze („Wuchsstoffe"). Diese ersten Hypothesen müssen wir heute als nicht zutreffend bezeichnen.

Die im weiteren Verlauf beschriebenen biologischen Funktionen bzw. biologischen Bedeutungen sind aus heutiger Sicht alle als „möglich" oder im Einzelfall zutreffend zu bezeichnen. Zunächst postulierten KRÜPE (1956) und sein Mitarbeiter ENSGRABER (1958) die „Kohlenhydratfixierer-Theorie", wonach die Lektine bei der Ernährung der Pflanze eine Rolle spielen sollen, indem sie Kohlenhydrate binden und dem Aufbau der Pflanze zuführen (Lektine als Kohlenhydrat-Transportsubstanzen). Bereits 1954 konnte COULET beweisen, daß das Lektin aus *Vicia sepium* in den Blättern synthetisiert wird. Er untersuchte normale Keimlinge und Pflanzen, denen die Kotyledonen entfernt wurden (im letzteren Fall enthielten die Primordialblätter bereits kein Lektin mehr).

Nach Entdeckung des Anti-A_{HP} aus *Helix pomatia* durch PROKOP u. a. (1965) und anderer Lektine aus Schnecken wurde durch PROKOP (1968) die „Protektin-Hypothese" als mögliche biologische Funktion für die Lektine aus Schnecken bzw. Invertebraten aufgestellt. Die Schutzfunktion von Lektinen als eine mögliche Aufgabe in Invertebraten oder auch Pflanzen wurde durch neuere Arbeiten bestätigt:

Mirelmann et al. (1975) berichteten in „Nature“ von einer pilzwachstumshemmenden Wirkung des Lektins aus Weizenkeimlingen (WGA) und — da es sich um für die Pflanze pathogene Pilze handelte — von einer Schutzfunktion des Lektins.

Ähnliche Berichte liegen auch für das Lektin aus der Kartoffel vor, das pathogene Bakterienstämme ausnahmslos agglutinierte, nichtpathogene Bakterien dagegen nicht.

Kauss und Glaser berichteten 1974, daß Lektine, die sich an der Zellwand von Pflanzenzellen befanden, eine Rolle beim Streckungswachstum der Pflanzen spielen könnten. In diesem Zusammenhang wurde die interessante Entdeckung gemacht, daß der Schleimpilz, *Dictostilium*, der einzellig vorkommt, erst mit Hilfe eines Lektins zu einem Gesamtorganismus aggregiert. Dieser Vorgang ließ sich durch einen Zucker, der das Lektin hemmt, verhindern.

Für einige Lektine wird eine aktive Rolle bei der Symbiose zwischen stickstoffbildenden Bakterien und den Wurzeln von Leguminosen (fast alle Leguminosen haben Lektine) angenommen. So berichteten Hamblin et al. 1973 und Bohlool et al. 1974, daß das Lektin aus *Phaseolus vulgaris* (PHA) das Bakterium *Rhizobium phaseoli* an die Haarwurzelhaare der Pflanze (hier wurde auch das Lektin gefunden) bindet. Schnitzler griff 1977 die alte „Kohlenhydratfixierer-Theorie“ von Krüpe auf und veränderte sie zur „Kohlenhydratinaktivierungs-Theorie“, womit er der heutigen Vorstellung für Invertebratenlektine entsprach (Schnitzler beschrieb die Rolle des Lektins aus *Helix pomatia*). Auf Grund umfassender Untersuchungen mit Invertebratenlektinen, insbesondere mit Lektinen aus Tunicaten (Tridacnine), prägte 1978 Uhlenbruck den Begriff „Defensutilisation“ und umriß damit eine wesentliche Funktion von Lektinen. Uhlenbruck schreibt, daß Lektine sich im ganzen Tierreich finden lassen, bei Pflanzen offensichtlich eine Rolle bei der Ausnutzung des Stoffwechsels von Bodenbakterien spielen („Symbiosis-profit“) und bei Invertebraten und Vertebraten vorwiegend Bedeutung im Eliminationsprozeß gealterter Zellen, fremder Glykosubstanzen, fremder Zuckerstrukturen hat. Das ist auch im Säugetierorganismus ähnlich, wo die Leber die Zellen, die ihre Rezeptoren bzw. Zuckerstrukturen nicht mehr vollständig besitzen, aus der Blutbahn eliminiert.

Als letzter Befund zur biologischen Bedeutung von Lektinen soll ein Modell von Parish (1977) genannt werden. Danach spielen Glykosyltransferasen eine wichtige Rolle bei der Erkennung von Zellen untereinander. Parish fand, daß Glykosyltransferasen mit bestimmten Zuckern reagieren, sie binden und an andere Strukturen anheften können. Auf diesem Wege werden Zuckerketten aufgebaut, und da es sich in der Regel um verschiedene Zucker handelt, maskieren die Glykosyltransferasen die Gesamtstruktur des Rezeptors. Sie können „selbst“ nicht mehr erkennen, wohl aber „nicht selbst“. Parish bezeichnet 5 Glykosyltransferasen zusammen mit einem Protein als Lektin! Demnach können Lektine auch Enzymkomplexe (oder umgekehrt?) sein.

Sicher werden in Zukunft noch weitere Vorstellungen zur biologischen Bedeutung von Lektinen publiziert. Allgemein kann angenommen werden, daß es sicher nicht eine Funktion, die biologische Aufgabe, für alle Lektine geben wird. Innerhalb des Systems der Lektine, die nach heutigem Wissen in der gesamten belebten Natur vorkommen, wird es entsprechend der Vielfalt der Natur auch vielfältige Funktionen geben.

In der Abb. 5, (Seite 32) sind die Lektine in die Evolution des Immunsystems einbezogen. Vielleicht sollten Lektine aber als eigenes System, als „Lektinsystem“ gesehen werden, wie es UHLENBRUCK (1978) vorschlug.

8. Das Lektin der Mistel (Viscum-Lektin)

8.1. Gewinnung und Reinigung des Viscum-Lektins

Da das Lektin und das Toxin der Mistel und deren Wechselwirkungen mit Zellen weiterhin im Mittelpunkt unserer Betrachtungen stehen, wird die Gewinnung des Lektins sowie dessen exakte Charakterisierung einen breiten Raum in den folgenden Abschnitten einnehmen.

Die Reinigung von Antikörpern oder Antigenen bzw. Lektinen erfolgt im allgemeinen mit ionenaustausch- bzw. affinitätschromatographischen Verfahren (ALLEN und NEUBERGER (1973), ALLEN und JOHNSON (1976), FRANZ u. a. (1977), KOBERG (1978), LIS u. a. (1974), NOWAK und BARONDES (1975), PIPKOVA u. a. (1978), TOMITA u. a. (1972), VESTER u. a. (1968), YOUNG (1974) und ZISKA u. a. (1978)). Sehr verbreitet ist dabei die Methode der Koppelung eines spezifischen Antigens oder Antikörpers an bromzyanaktivierte Sepharose und nachfolgende Säurespaltung bzw. Elution mit einem spezifischen Zucker (ALLEN und NEUBERGER (1975), ALLEN und JOHNSON (1976), HOREJSI u. a. (1977) und SELA u. a. (1975)). Eine weitere Möglichkeit, um z. B. die aufwendige Aktivierung mit Bromzyan zu umgehen, ist der Einsatz partiell hydrolysierter Sepharose (ALLEN und JOHNSON (1976), LUZIK (1975)).

Vorteilhafter können auch mit Glutaraldehyd oder Formalin stabilisierte Immunglobuline, Blutgruppensubstanzen oder Erythrozyten als Trägermaterial benutzt werden (AVRAMEAS und TERNYNCK (1969), AVRAMEAS u. a. (1969), CRUMPTON u. a (1975), HERZ und KAPLAN (1973), LUTHER u. a. (1977), MAHAN und COPELAND (1978) und NOWAK und BARONDES (1975)).

8.1.1. Reinigung an Sephadex (Gelchromatographie)

Die Trennung der verschiedenen Mistelinhaltsstoffe nach ihrem Molekulargewicht (MG) wurde durch Säulenchromatographie an Sephadex vorgenommen. Bei der Annahme, daß das MG des Viscum-Lektins etwa 60000 beträgt, wählten wir für die Abtrennung der agglutinierenden Lektinfraktionen von den übrigen, meist toxischen Fraktionen Sephadex G 75 (Ausschlußgröße MG etwa 75000). Bei allen präparativen Arbeiten erhält man die lektinenthaltenden Peaks auch stets an der Ausschlußgrenze (Abb. 6).

Die Fraktionen F_1, F_2, F_3, F_4 aus Viscum-R wurden über ein Uvicord II und einen Fraktionssammler isoliert und jeweils durch Kollodiumhülsen SM 13201 (Sartorius-Membranfilter, Ausschlußgröße etwa MG 10000) auf das Ausgangsvolumen konzentriert.

Die einzelnen Fraktionen konnten wie folgt charakterisiert werden:

F_1 und F_2 enthielten die volle agglutinatorische Wirkung der Ausgangssubstanz Viscum-R, während die Fraktionen F_3 und F_4 nicht agglutinierten. Die Toxizität der Proben F_1 und F_2 gegenüber Ehrlich-Aszites-Tumorzellen der Maus war gering und betrug etwa 10%, während die Fraktionen F_3 und F_4 eine zu 50—70% toxische Wirkung auf Tumorzellen ausübten (siehe Tab. 26).

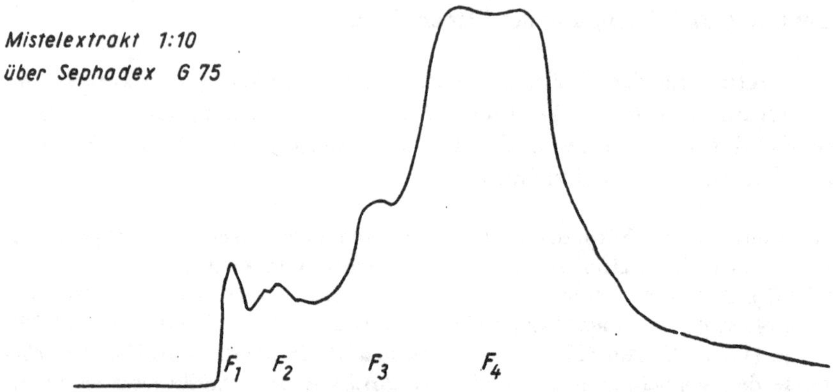

Abb. 6. Auftrennung von Viscum-R an Sephadex G 75. Auftragsmenge 5 ml, Säulenvolumen 300 ml, Elution mit 0,9% NaCl-Lösung, Extinktion bei 280 nm (Uvicord II, LKB).

Gegenüber menschlichen Leukozyten von gesunden Personen waren die Fraktionen F_1 und F_2 nicht toxisch.

Die agglutinierenden Viscum-Fraktionen F_1 und F_2 blieben nahe der Ausschlußgrenze und bestätigten, daß nach vorsichtiger Schätzung das MG der beiden Fraktionen etwa 60000 sein müßte. Exakte Angaben sind nach Säulenchromatographie an Sephadex nicht möglich, zumal die Fraktionen F_1 oder F_2 noch keine einheitlichen Lektinfraktionen waren.

8.1.2. Reinigung an Human-IgG (Affinitätschromatographie)

Ausgehend von der Tatsache, daß das Viscum-Lektin mit IgG reagiert (siehe S. 88), versuchten wir eine Affinitätschromatographie an vernetztem IgG, um eine weitere Reinigung des Viscum-Lektins zu erzielen (Franz u. a. 1977).

Humanes IgG wurde nach der Vorschrift von Avrameas (1969) gewonnen und mit Glutaraldehyd vernetzt. 12,5 mg vernetztes IgG wurden im Röhrchen mit 1 bzw. 2 ml Viscum-R versetzt, 30 Min. bei RT geschüttelt. Danach wurde 10 Min. bei 5000 g zentrifugiert und der Überstand (Viscum-Ü) gewonnen. Das Sediment haben wir dann 3× in 100fachem Überschuß mit 0,9% NaCl-Lösung gewaschen.

Tabelle 3. Agglutinationsergebnisse und Toxizität von Viscum-R, Viscum-Ü und Viscum-A. Die Reaktionen erfolgten auf Glastüpfelplatten bei RT, der Zytotoxtest erfolgte mit Trypanblau bei mikroskopischer Ablesung nach 2 Min.

	Titer gegen Ehrlich-Aszites-Tumorzellen der Maus						
	Kontrolle	2	4	16	128	1024	4096
Viscum-R	—	++++	++++	++++	+++	+	—
	15	100		90	90	85	80
Viscum-Ü	—	—	—	—	—	—	—
	15	100		93	90	80	70
Viscum-A	—	++++	++++	+++	++	+—	—
	15	50		40	30	26	20

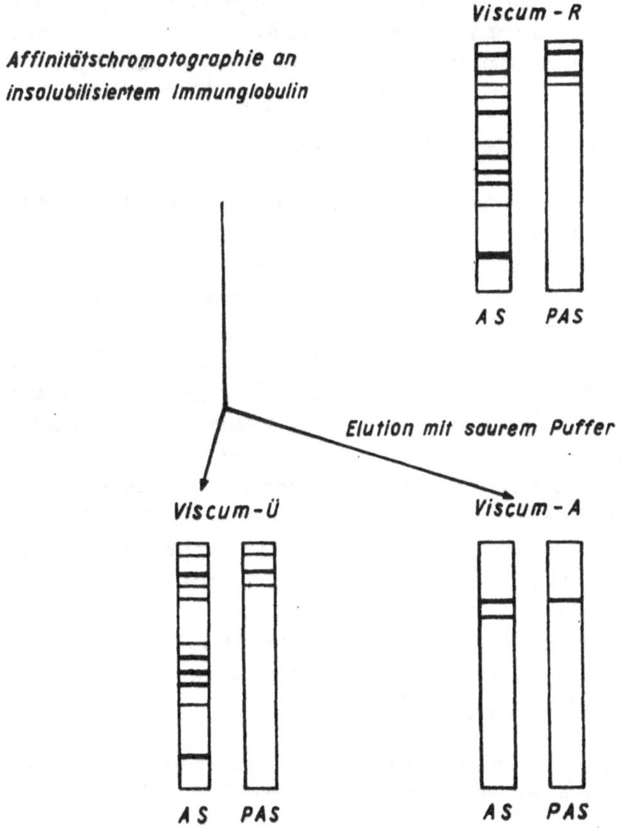

Abb. 7. Affinitätschromatographische Auftrennung von Viscum-R, Viscum-Ü und Viscum-A. Darstellung der einzelnen Banden in der PAGE, Gelsystem Nr. 8 nach MAURER (1968).

Bei Einsatz von 1 ml Viscum-R wurde dann 1 ml Glyzin-HCl-Puffer, pH 2,8 zu dem Sediment (vernetztes IgG-Viscum-Lektin) gegeben und 30 Min. bei RT (mehrfaches Aufschütteln) belassen. Es folgte jetzt eine Zentrifugation von 20 Min. bei 5000 g. Dem erhaltenen Eluat (wir bezeichneten es mit Viscum-A) setzten wir kristallines NaCl bis zur Isotonie und NaOH (konz.) bis zum pH 5,5—6 zu. Das IgG-Adsorbens wurde gewaschen und konnte erneut benutzt werden (bis zu 20 Versuche wurden damit vorgenommen, wobei die Adsorptionsfähigkeit erhalten blieb).

Die auf diesem Wege erhaltene Fraktion Viscum-A (Eluat) enthielt das Lektin, also auch alle Agglutinationseigenschaften, die Fraktion Viscum-Ü besaß nicht die Fähigkeit zur Agglutination, war jedoch stark toxisch (Tab. 3).

Viscum-A verhielt sich in den Versuchen zur Überprüfung der Zytotoxizität sehr unterschiedlich. Die Zytotoxwerte lagen zwischen 40% und 100% tote Zellen. Offensichtlich handelte es sich hierbei nicht nur um toxische Wirkungen der Lektinpräparation, sondern es spielten möglicherweise pH-Verhältnisse bzw. Glyzin-HCl-Reste, die im Eluat blieben, eine Rolle. Die Reinheit des Lektins war jedoch größer, als nach der Auftrennung an Sephadex G 75 (siehe Abb. 7).

8.1.3. Reinigung an Erythrozyten (Affinitätschromatographie)

Ziel weiterer Reinigungen und Präparationen des Viscum-Lektins war es, eine Methode bzw. ein Modell aufzubauen, womit einmal ein hoch gereinigtes Lektin erhalten wird und zum anderen möglichst wenig Präparationsschritte erforderlich sind, da das Viscum-Lektin (ebenso wie alle hoch gereinigten Proteine) leicht instabil wird, wenn es vielen Präparationsschritten ausgesetzt ist. Außerdem ist bei jedem weiteren Bearbeitungsschritt mit Verlusten zu rechnen. Die Methode sollte weiterhin ökonomisch genug sein, in vertretbarer Zeit ein gereinigtes Lektin zu liefern. Dieses Ziel sollte mit Erythrozyten erhalten werden. Auf Grund der starken Agglutination menschlicher Erythrozyten (insbesondere B) wurde zunächst versucht, das Lektin in der Art von Batch-Verfahren zu reinigen.

Viscum-R wurde, wie beschrieben (siehe Anhang), mit Hilfe von Extraktions-, Filtrations- und Zentrifugationsschritten gewonnen. Die Human-B-Erythrozyten stammten von gesunden Blutspendern (Konserve) und wurden spätestens drei Tage nach der Abnahme vernetzt.

In Vorversuchen, bei denen der optimale Vernetzungsgrad für die Erythrozyten ermittelt wurde, zeigte sich, daß unter den gewählten Bedingungen eine Glutaraldehyd-Konzentration von 0,05% am günstigsten war.

Es wurden 50 ml Human-B-Erythrozyten-Sediment mit der insgesamt 100fachen Menge physiologischer NaCl-Lösung gewaschen und mit 0,05%iger Glutaraldehydlösung vernetzt, indem 100 ml der 50%igen Erythrozytensuspension in phys. NaCl mit 1000 ml frisch zubereitetem glutaraldehydhaltigen PBS-Puffer vom pH 8,0 (2 ml 25%ige Glutaraldehyd-Lösung auf 1000 ml PBS) bei 277 K (4 °C) gemischt, auf 298 K (25 °C) erwärmt und 20 Min. inkubiert wurden. Die so vernetzten Erythrozyten wurden

5 Min. bei 5000 g zentrifugiert und danach in kaltem glutaraldehydfreien PBS-Puffer suspendiert. Überschüssiges Glutaraldehyd wurde durch 5maliges Waschen mit kalter PBS-Lösung, wobei das Waschvolumen insgesamt mindestens das 20fache des Erythrozytensedimentes betrug, entfernt. Die vernetzten Erythrozyten wurden dann in 0,15 M PBS-Lösung (pH 7,0), die 0,02% Na-Acid und 0,01% Merthiolat enthielt, so suspendiert, daß eine 50%ige Erythrozytensuspension erhalten wurde, die in dieser Form zu allen weiteren Versuchen eingesetzt wurde (Aufbewahrung bei 277 K = 4 °C).

Zur Isolierung des Lektins aus dem Rohextrakt (Viscum-R) wurden nachstehende Verfahren miteinander verglichen:

A. Affinitätschromatographische Reinigung im Batchverfahren mit thermischer Abspaltung.

B. Affinitätschromatographische Reinigung im Batchverfahren bei Abspaltung mit spezifischem Zucker.

Beide Methoden sind geeignet, ein gereinigtes Lektin zu gewinnen. Sie sind gegenüber den nachfolgend genannten Methoden jedoch eindeutig im Nachteil (höherer manueller Aufwand, höhere Verluste, keine spektrophotometrische Überwachung der gewonnenen Lektinfraktionen ...).

C. Affinitätschromatographische Reinigung im Säulenverfahren bei Abspaltung mit spezifischem Zucker.

Dieses Verfahren hat bisher noch keine große Verbreitung gefunden, da Erythrozyten als Träger „ungewohnt" erscheinen. Es erwies sich bei unseren Versuchen doch als sehr nützliche Methode (z. B. können sehr viele Lektine auf diesem Wege gereinigt werden) und ist außerdem sehr billig, weshalb diesem Verfahren von uns mehr Aufmerksamkeit gewidmet wurde.

Der Versuch, die zur Verfügung stehenden Original-Säulen der Firma Pharmacia Fine Chemicals einzusetzen, scheiterte, da das Trägermaterial (Erythrozyten) zu klein war.

Als apparatives Hilfsmittel empfahl sich der Einsatz einer Amicon-Filtrationszelle (z. B. des Typs 402), bei der das Ultrafilter entweder durch Asbestfilter oder Filterpapier FN 6 ersetzt wurde. Diese Filtrationszellen gestatteten das säulenchromatographische Arbeiten bei relativ großem Säulendurchmesser und damit sehr niedrigen Füllhöhen. So wurde beim nachfolgend beschriebenen Einsatz von 100 ml 50%iger Erythrozytensuspension nur eine Füllhöhe von 13 mm erreicht. Zudem war durch Vorschalten von Eluatreservoiren sowohl die Probenaufgabe, das Auswaschen der Probe als auch die Elution unter Schutzgasatmosphäre, d. h. mit einem N_2-Druck möglich. Dabei wurde auch ein ausreichender Durchfluß bis zu 3 ml/Min. erzielt.

Der Probenzugabe (100 ml Viscum-Rohextrakt) schloß sich, um die Bindung des Lektins an die Erythrozyten zu verbessern, eine einstündige Inkubation bei Raumtemperatur an, wobei die Erythrozytensuspension leicht gerührt wurde. Nach Einfüllen des Materials in die Zelle (ohne Rührer) und nach Herauswaschen der nichtgebundenen

Extraktbestandteile aus der sich bildenden Erythrozytensäule wurde der PBS-Puffer durch 0,1 M Galaktoselösung in PBS ersetzt, wiederum 1 Stunde bei Raumtemperatur inkubiert und das dabei freigesetzte Lektin eluiert.

Die Überprüfung des von der Erythrozytensäule eluierten Lektins in der Polyacrylamidgelelektrophorese ergab, daß dieses Lektin keine Verunreinigungen enthielt bzw. das gleiche Muster zeigte, wie das an partiell hydrolysierter Sepharose gereinigte Viscum-Lektin (LUTHER, 1980).

Die hohe Kapazität der Erythrozytensäule wird in Tabelle 4 sichtbar.

Tabelle 4. Kapazitätsversuch einer Erythrozytensäule zur Bindung von Viscum-Lektin. Säulenvolumen 50 ml, kontinuierliche Aufgabe von Viscum-R, Durchlaufvolumen 0,3 ml/Min. Das Lektin im Durchlauf wurde mit Human-B-Erythrozyten bestimmt

Frakt.-Sammler Röhrchen/Vol. Nr.	ml	Summe Vol. ml	Agglutinations-Titer 1 : 2	4	8	16	32	64	128	256
Kontr.: (Visc.-R) in NaCl			++++	++++	+++	+++	+++	++	+−	−
1	6,5	6,5	−	−	−	−	−	−	−	−
2	8,2	14,7	−	−	−	−	−	−	−	−
3	6,3	21,0	−	−	−	−	−	−	−	−
4	6,5	27,5	−	−	−	−	−	−	−	−
5	6,6	34,1	+−	−	−	−	−	−	−	−
6	8,0	42,1	+++	++	+	−	−	−	−	−
7	7,7	49,8	++++	+++	+	+−	−	−	−	−
8	7,4	57,2	++++	+++	++	+	−	−	−	−
9	7,0	64,2	++++	++++	+++	+	+−	−	−	−
10	6,9	71,1	++++	++++	+++	++	+−	−	−	−
11	6,4	77,5	++++	++++	+++	++	+−	−	−	−
12	7,2	84,7	++++	++++	+++	+++	+	+−	−	−
13	8,2	92,9	++++	++++	+++	+++	+	+−	−	−
14	9,2	102,1	++++	++++	+++	+++	+++	++	+−	−
15	7,9	110,0	++++	++++	+++	+++	+++	++	+	−
16	6,0	116,0	++++	++++	+++	+++	+++	++	+−	−
17	5,8	121,8	++++	++++	+++	+++	+++	++	+	−
18	5,2	127,0	++++	++++	+++	+++	+++	++	+	+−
19	4,6	131,6	++++	++++	+++	+++	+++	++	+	−
20	3,8	135,4	++++	++++	+++	+++	+++	++	+−	−
26	3,5	138,9	++++	++++	+++	+++	+++	++	+	−
30	4,2	143,1	++++	++++	+++	+++	+++	++	+	−

Die Ergebnisse zeigten einen gleichmäßigen Anstieg ungebundenen Lektins ab etwa 40 ml Auftrag von Viscum-R bis auf etwa 100 ml; ab 100 ml Viscum-R-Auftrag auf die Erythrozytensäule wird kein Lektin mehr gebunden.

Das so gewonnene Lektin wurde in galaktosehaltiger PBS-Lösung in einer Ultrafiltrationszelle mit einem Filter UM 20 eingeengt. Bei allen anderen Filtern traten bei jeder Ultrafiltration bzw. Dialyse etwa bis zu 20% Lektin-Substanzverluste auf (Filtertyp: Sartorius-Membranfilter SM 132 01, Minicon B 15, Amicon).

Das konzentrierte Lektin (im allgemeinen 0,4—0,8 mg Protein/ml) wurde zum letzten Reinigungsschritt auf eine Sephadex-G 75-Säule aufgetragen. Wir erhielten in den Fraktionen 28—35 ein hoch gereinigtes Lektin, das die Bezeichnung Viscum-Lektin „rein" erhielt (Abb. 8).

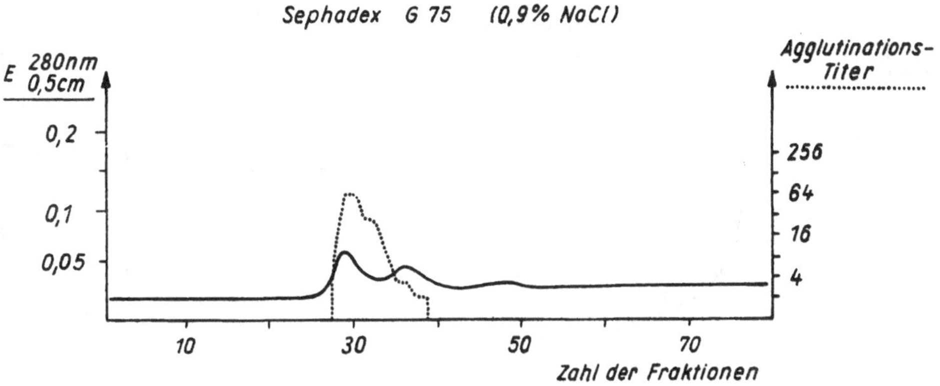

Abb. 8. Reinigung des Viscum-Lektins durch Sephadex-G 75-Säulenchromatographie.

8.1.4. *Reinigung an Sepharose 4B (Affinitätschromatographie)*

Eleganter aber teurer ist die Reinigung des Viscum-Lektins an partiell hydrolysierter Sepharose 4B. Dieses Verfahren nutzt die Eigenschaft einiger Lektine — insbesondere galaktosespezifischer Lektine —, sich spezifisch an funktionelle Gruppen der Agarose zu binden. Diese funktionellen Gruppen der Agarose können durch eine milde Hydrolyse zugänglich gemacht werden, so daß sich eine Affinitätschromatographie bei entsprechenden Lektinen durchführen läßt.

Sepharose 4B (Pharmacia Fine Chemicals) wurde mit 0,2 M HCl gewaschen (50 ml Gel in 100 ml 0,2 M HCl). Die Prozedur wurde 2 Stunden unter Rühren im Wasserbad bei 323 K (50 °C) vorgenommen. Anschließend wurde das Gel mit PBS bzw. Elutionspuffer gewaschen.

In der anschließenden Affinitätschromatographie passieren im wesentlichen alle Bestandteile — außer dem Lektin — die Säule. Das Lektin kann dann, wie beschrieben, mit dem spezifischen Zucker (0,1 M Galaktose) eluiert werden. Der Vorgang ist in der folgenden Abbildung erkennbar (Abb. 9).

Das so erhaltene Viscum-Lektin wurde wie im vorher genannten Verfahren in dem galaktosehaltigen Elutionspuffer in Ultrafiltrationszellen konzentriert

(Galaktose verhindert eine Adsorption des Lektins an Membranfilter) und durch eine Sephadex G 75 oder G 100 Gelfiltration endgültig gereinigt (Viscum-Lektin „rein"). Die Kapazität der Sepharose 4B-Säule war gegenüber der Erythrozyten-Säule bei gleicher Füllmenge etwas geringer.

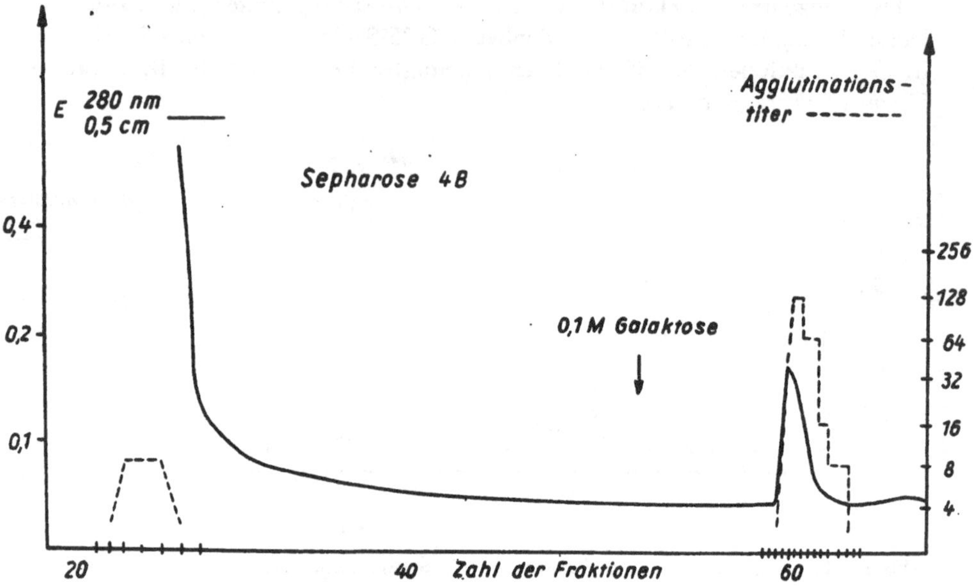

Abb. 9. Sepharose 4B-Säulen-Affinitätschromatographie mit Viscum-R-Agglutinationstiter der nach Galaktose-Elution erhaltenen Fraktionen. Die Extinktionskurve bei 280 nm gibt den Verlauf der Präparation wieder.

8.1.5. Fraktionierung des Lektins mit der Polyacrylamidgelelektrophorese (PAGE)

Die PAGE diente im allgemeinen der Überprüfung der Reinheit der präparierten Viscum-Fraktionen bzw. der Darstellung der einzelnen, im Molekulargewicht unterschiedlichen, Strukturen und Untereinheiten des Viscum-Lektins. Da wir die einzelnen Lektin-Fraktionen, die sich in der PAGE mit dem Viscum-Lektin darstellen ließen, biologisch überprüfen wollten, mußten wir von der analytischen PAGE auf eine präparative PAGE übergehen. Die Präparation wurde mit dem „Uniphor 7900" von LKB (Schweden) vorgenommen, wo ein Arbeiten mit Gelen von 25 mm Durchmesser und 100 mm Länge möglich war.

Aufgetragen wurden 5 ml Viscum-Lektin „rein" (7) 4/79/128. Es sollte versucht werden, die in der analytischen PAGE dargestellten Lektinmoleküle mit den MG 55000 und 57000 näher zu charakterisieren bzw. die Strukturen mit den MG zwischen 34000 und 29000 biologisch zu überprüfen. Mit dem Ziel einer weiteren Trennung der Strukturen MG 55000 und 57500 wählten wir statt eines 7,5%igen Gels ein 5%iges Gel bei einem pH von 7,5. Nach der Elektrophorese wurde das feste Polyacrylamidgel aus der Säule genommen. Das Gel wurde jetzt mit Hilfe dieser Markierung in Streifen geschnitten, so daß die einzelnen Banden mit Wahrscheinlichkeit getrennt waren.

Die Gelscheiben wurden homogenisiert, in jeweils 10 ml PBS zentrifugiert (5 Min., 5500 g) und der Überstand der Homogenate der einzelnen Scheiben gegen gewaschene B-Erythrozyten getestet.

Die Testung der einzelnen Fraktionen ergab folgende Resultate (Tab. 5):

Tabelle 5. Agglutinationsergebnis verschiedener Viscum-Lektin-Fraktionen, die durch eine Polyacrylamidgelelektrophorese erhalten wurden, gegen gewaschene Human-B-Erythrozyten. Die Reaktion erfolgte auf Glastüpfelplatten mit Pipetten (Eppendorf). Es wurden 50 µl Lektin in jeweils 50 µl NaCl-Lösung titriert und jeweils 50 µl Erythrozytensuspension zugegeben. Ablesen nach 30 Min. RT

Fraktion	Lektintiter						
	1 : 1	2	4	8	16	32	64
1	++	+	−	−	−	−	−
2	++++	++++	++++	++	+	+−	−
3	++++	++++	++++	+++	+	+−	−
4	++++	++++	+++	+	+−	−	−
5	++++	+++	++	+	−	−	−
6	−	−	−	−	−	−	−

8.1.6. Bemerkungen zur Reinigung des Lektins

Die Fraktionierung des Viscum-Rohextraktes über Sephadex (es bot sich G 75 an, da hier die beiden lektinhaltigen Fraktionen an der Ausschlußgrenze liefen) war ein erster Reinigungsschritt, der eine weitere Einsicht in das Reaktionsverhalten des Viscum-Lektins brachte, ohne einen Anspruch auf ein gereinigtes Lektin zu erheben. Eine Reinigung des Lektins in der Art einer Affinitätschromatographie an Sephadex, wie es SCHNITZLER (1977) beispielsweise für das Anti-A_{HP} beschrieb, war nicht möglich. Die Reinigung an Glutaraldehyd-vernetztem Human-IgG brachte eine Reinigung des Lektins durch Adsorption und Elution über den Kohlenhydratanteil des Immunglobulinmoleküls. Ein praktisches Arbeiten mit diesem Träger schien uns auf Dauer jedoch zu umständlich bzw. aufwendig gegenüber einer Vernetzung von Erythrozyten oder Hydrolysierung von Sepharose. Durch Affinitätschromatographie an teilweise hydrolysierter Sepharose 4B (Pharmacia) wird ein Lektin in guter Qualität erhalten. Bei Anwendung dieser Methoden entstehen gegenüber dem Modell der „Erythrozytensäule“ Vorteile und Nachteile.

Die „Erythrozytensäule“ hat den Vorteil einer höheren Kapazität und vor allem ökonomische Vorteile:

1 Liter Sepharose 4B (nur durch Pharmacia/Schweden lieferbar)
kostet 300,— Schwedenkronen

1 Liter Erythrozytensuspension (erhalten aus Blutkonserven)
kostet nichts bzw. 30,— M der DDR.

Das Arbeiten mit der „Sepharose 4B-Säule“ ist einfacher (der Aufwand der Hydrolyse ist geringer als die Vernetzung der Erythrozyten) und liefert schärfere Peaks bei der Elution.

Die Affinitätschromatographie von Lektinen an hydrolysierter Sepharose ist ein bekanntes Verfahren zur Reinigung einiger Lektine — speziell mit der Zuckerspezifität D-Galaktose und N-Acetyl-D-Galaktosamin — und wurde zuerst von Ersson u. a. (1973) mit der Reinigung von „Sunn hemp seeds“ (*Crotolaria juncea*) beschrieben.

Bei der Beschreibung affinitätschromatographischer Arbeiten mit Erythrozyten als Träger wurden stets die Vorteile der Methode, wie billiger Träger, Reinigung in einem Trennschritt bzw. auch zwei Schritten bei hoher Kapazität herausgestellt. Einer weiteren Verbreitung dieses Verfahrens zur Reinigung der verschiedensten Antikörper, Antigene bzw. Lektine dürfte hauptsächlich das vielfach ungewohnte Medium, d. h. menschliche oder tierische Erythrozyten als Träger zu benutzen und deren Beschaffung, entgegenstehen.

Eine Glutaraldehydvernetzung bei Konzentrationen des Vernetzungsmittels von 0,025 bis 0,1% verändert die Bindungsfähigkeit der Erythrozyten praktisch nicht. Für affinitätschromatographische Arbeiten im Säulenverfahren (Druckanwendung, Konzentrationsgefälle) sollten aus Gründen der mechanischen Stabilität und der davon abhängigen Durchlaufgeschwindigkeit Vernetzungskonzentrationen von 0,05% nicht unterschritten werden.

Da die Erythrozyten bei der angegebenen Stabilisierung lange haltbar sind (eine Lagerung über 84 Tage bei 279 K (6 °C) in PBS ergab noch keinen Verlust der Agglutinationsstärke gegenüber dem ersten Tag), ist dieser Träger auch mehrfach und über lange Zeiträume zu benutzen.

Bei einem von Seidel u. a. (1972) beschriebenen Stabilisierungsverfahren (Tieffrierung der Human-Erythrozyten in Glyzerin) konnte die volle Reaktionsfähigkeit der Erythrozytenrezeptoren für mehr als ein Jahr erhalten werden.

Nowak und Barondes (1975) berichteten über eine Reinigung des Lektins aus *Limulus polyphemus* (Pfeilschwanz) an formalinbehandelten Pferde-Erythrozyten und Elution mit N-Ac-Neuraminsäure. Sie erzielten nach anschließender Reinigung über Sephadex G 200 eine hochgereinigte Lektinfraktion.

In einer weiteren Arbeit wurden von Mahan und Copeland (1978) Erythrozyten mit Toluen-2,4-diisozyanat und 0,25% Glutaraldehyd behandelt. Die mit Antigen beladenen Erythrozyten zeigten auch nach 3monatiger Lagerung bei

277 K (4 °C) keinen Verlust an Konjugat bzw. Agglutinationsfähigkeit. Sie waren lyophilisierbar und lediglich den Angaben der Autoren wurden „lediglich minimale Verluste“ festgestellt. Bei Bestätigung dieser Ergebnisse würde sich ein weiterer Vorteil der Affinitätschromatographie an Erythrozyten ergeben.

Eine Reinigung von Lektinen und Antikörpern an Erythrozyten wurde von Bube (1966) beschrieben, der durch thermische Elution, Säureabspaltung und Zuckerelution Antikörper über Erythrozyten reinigte. Crumpton u. a. (1975) benutzten insolubilisierte Blutgruppensubstanzen und stellten ebenfalls verschiedene Lektine rein dar. Auch nach eigenen Erfahrungen ist die Konservierung und Stabilisierung von Erythrozyten und deren Einsatz als Träger in affinitätschromatographischen Arbeiten zur Reinigung von Lektinen eine brauchbare Methode, wobei die eingangs erwähnten Vorteile bestätigt werden können.

So ist die Kapazität der glutaraldehydvernetzten Erythrozyten bei diskontinuierlicher Probenaufgabe — das Lektin aus 100 ml Rohextrakt wird von 100 ml 50%iger Suspension bei einstündiger Inkubation gebunden — bemerkenswert hoch und der im Einschrittverfahren bei Elution mit Galaktose als spezifischem Zucker erreichte Reinheitsgrad als sehr gut zu bezeichnen. Die bei kontinuierlicher Zugabe (ohne Inkubation) ermittelte geringere Kapazität dürfte durch eine verminderte aktive Oberfläche — infolge der sich ausbildenden dichten Erythrozytensäule — bedingt sein.

Die Ausbeute ist bei thermischer Abspaltung am schlechtesten. Der über den Agglutinationstiter ermittelte Verlust dürfte sowohl auf eine ungenügende Abspaltung als auch Inaktivierung des Lektins zurückzuführen sein. Demgegenüber ist der Verlust bei Abspaltung mit Galaktose im Batchverfahren geringer. Die größte Ausbeute wurde beim kombinierten Säulenverfahren (Vorinkubation der vernetzten Erythrozyten mit Viscum-R unter Rühren ohne Elution) erzielt.

Das beschriebene Verfahren der Säulenaffinitätschromatographie mit glutaraldehydvernetzten Erythrozyten als Träger ist nach unseren Erfahrungen zur Reinigung von Viscum-Lektin sehr gut geeignet.

Die präparative Fraktionierung des Lektins mit der PAGE brachte nicht den erwarteten Aufschluß über eventuelle biologische Unterschiede der beiden Lektinstrukturen MG 55000 und MG 57500. Möglicherweise waren die Lektinbanden in dem 25 mm dicken Gel nicht gerade, sondern gebogen, so daß das Agglutinationsergebnis homogen erscheint.

Eine Agglutination mit Mäuse-Ehrlich-Aszites-Tumorzellen und einem Zytotoxtest zeigte das gleiche Bild. Die Strukturen zwischen MG 34000 und 29000 hatten keine agglutinatorische Wirkung, was mit den Ergebnissen von Ziska (1977) übereinstimmt.

Die Inhaltsstoffe des Viscum-Lektins sind bisher nur unzureichend beschrieben. Wir haben versucht, diese Substanzen und deren Eigenschaften zu bestimmen bzw. zu charakterisieren.

8.2. Aminosäuren und Kohlenhydrate des Viscum-Lektins

Die Bestimmung der **Aminosäuren** wurde wie folgt vorgenommen:

Das gereinigte Lektin (Viscum-Lektin „rein“ 4/79/128) wurde mit Hilfe eines Dialyseschlauches (Ausschlußgröße MG 8000) dialysiert, getrocknet und die gewogene Masse mit 6 M HCl 24 Std. hydrolysiert. Das Hydrolysat wurde danach von Kohlenstoffresten gereinigt, getrocknet und die gewogene Masse gleich 100% gerechnet.

Die Aminosäuren verschiedener Viscumpräparationen sind in der folgenden Tabelle dargestellt (Tab. 6). Einen Vergleich der Aminosäuren des gereinigten Viscum-Lektins mit anderen Viscum-Proteinen bzw. anderen Lektinen zeigt die folgende Tabelle (Tab. 7).

Tabelle 6. Aminosäuren verschiedener Viscum-Präparationen. Angaben in % des Gesamtproteins. Aus Gründen des Vergleichs wurden die basischen Aminosäuren zuerst genannt

Aminosäure	Viscum-Lektin rein						
Präp.			$\bar{X}$			$\bar{X}$	$\Sigma \bar{X}$
Nr.:	2/79/256	4/79/16		2/79/32	4/79/256		
Lysin	3,3	2,6	3,0	5,2	2,9	4,0	3,5
Arginin	5,5	5,8	5,7	4,8	5,6	5,2	5,4
Asparaginsäure	11,5	11,6	11,6	11,3	12,2	11,8	11,6
Glutaminsäure	9,3	11,8	10,6	13,0	11,6	12,3	11,4
Threonin	7,7	8,0	7,9	5,8	7,6	6,7	7,3
Serin	8,9	8,7	8,8	7,5	9,2	8,4	8,6
Prolin	5,7	5,3	5,5	4,8	4,5	4,7	5,1
Glycin	11,4	9,8	10,6	11,0	9,8	10,4	10,5
Alanin	7,3	6,1	6,7	8,5	7,3	7,9	7,3
Valin	7,8	6,9	7,4	7,0	6,9	7,0	7,2
Isoleucin	5,9	5,3	5,6	4,4	5,4	4,9	5,3
Leucin	8,5	8,2	8,4	8,7	8,9	8,8	8,6
Tyrosin	2,2	3,2	2,7	2,9	2,4	2,7	2,7
Phenylalanin	3,6	3,4	3,5	3,4	4,2	3,8	3,6
Histidin	1,6	2,4	2,0	1,8	1,8	1,8	1,9

Die Verringerung der Toxizität (die Immunisierung von Kaninchen gelang jetzt im Vergleich zu Präparationen ohne anschließende Sephadex-Reinigung) des Viscum-Lektins durch eine weitere Reinigung an Sephadex G 75 wird in der Aminosäurenzusammensetzung nicht sichtbar. Eine Addition der basischen Aminosäuren Lysin, Arginin, Asparaginsäure und Glutaminsäure (31%) deutet auf ein schwach saures Protein hin.

Tabelle 7. Vergleich der Aminosäuren von Viscum-Proteinen und anderen Lektinen (in % des Gesamtproteins; n. t. nicht getestet).

Aminosäure	Viscum-Lektin, rein (LUTHER)	Viscum-Protein 161 (VESTER)	Arachis-Lektin *)	Visum-Toxin A_3 (OLSON)	Robinia-Lektin (BOURRILLON)	Limulus-Lektin (NOWAK)
Lysin	3,0	4	3,3	4,2	3,7	6,3
Arginin	5,7	4	1,7	3,0	3,5	3,4
Asparaginsäure	11,6	9	14,4	4,1	9,9	10,2
Glutaminsäure	10,6	7	3,5	0	6,7	11,2
1/2 Cystein	n. t.	0,5	1,7	5,9	0	16,0
Threonin	7,9	6,5	7,2	4,6	5,5	6,2
Serin	8,8	5	7,4	5,1	6,3	9,3
Prolin	5,5	7	1,7	5,0	3,5	3,5
Glycin	10,6	10	6,7	3,9	4,6	10,5
Alanin	6,7	9	4,4	3,0	3,8	6,0
Valin	7,4	6	9,8	0	5,3	6,4
Methionin	n. t.	1	n. t.	n. t.	0,4	15,2
Isoleucin	5,6	4,5	5,2	2,9	3,8	4,3
Leucin	8,4	6	3,8	1,9	6,1	8,8
Tyrosin	2,7	3	1,8	1,6	3,1	2,4
Phenylalanin	3,5	3	5,7	0	7,8	4,0
Histidin	2,0	2,5	0,8	?	1,4	3,9

*) Die Werte wurden in Mol/mol Lektin angegeben (TERAO u. a. 1975). Das MG für das Arachis-Lektin wird von TERAO u. a. mit 106500 angegeben, von LOTAN u. a. (1978) mit 110000.

Im Vergleich mit dem Viscum-Protein „161" von VESTER (1968) fällt die relative Übereinstimmung auf. Gegenüber den von OLSSON und SAMUELSSON 1973) beschriebenen Viscotoxinen, z. B. Viscotoxin A_3 bestehen deutliche Unterschiede (Abb. 10).

Der **Kohlenhydratanteil** des Viscum-Lektins wurde mit der GLC („gas-liquid-chromatography") durchgeführt. 200 µg des gereinigten Lektins wurden in 400 µl 3 M HCl für 4 Std. bei 373 K (100 °C) hydrolysiert und 30 µg Erythritol als Standard zugegeben. Das Hydrolysat wurde neutralisiert (Ag_2CO_3), zentrifugiert und gewaschen. Der Überstand und die Waschlösung wurden verdampft und getrocknet. Die Probe wurde nun reazetyliert durch Inkubation mit 2% saurem Anhydrid in Aceton in Gegenwart von 0,5% $NaHCO_3$ bei RT für 16 Std., wieder verdampft und getrocknet und im Vakuum über $CaCl_2$ vollständig getrocknet. Das getrocknete Material wurde durch Benutzung von Hexamethyldisilasan und Trimethylchlorsilan trimethylisiert.

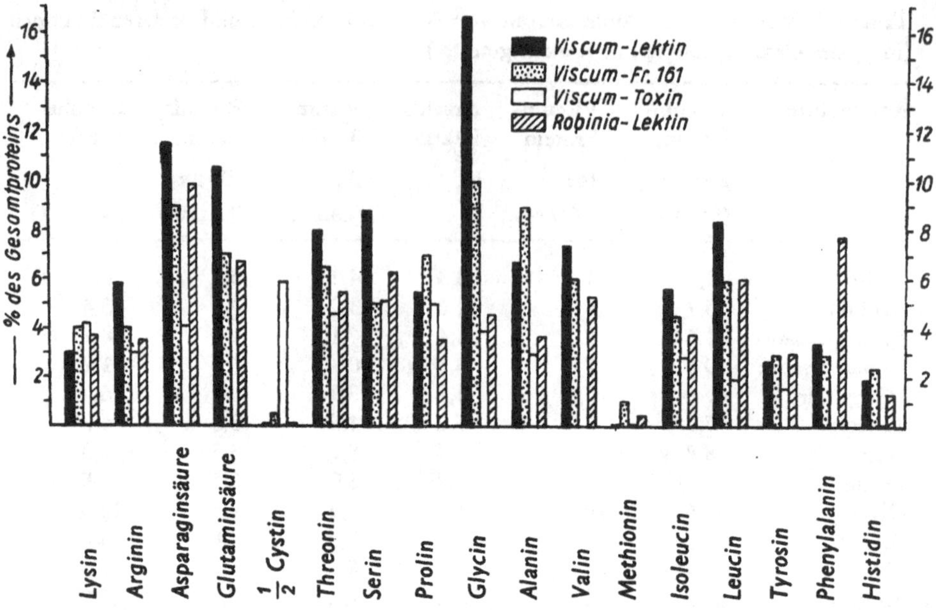

Abb. 10. Graphische Darstellung der Aminosäuren des Viscum-Lektins im Vergleich mit anderen Inhaltsstoffen der Mistel und anderen Lektinen.

Gleiche Teile des trimethylisierten Materials (1—2 µl) wurden mit einem Hewlett-Packard 7620 Chromatograph und Glassäulen (6 ft × 2,5 in) auf ihren Kohlenhydratanteil untersucht. Das Temperaturprogramm wurde auf 275 K (2 °C) pro Min. (von 398—503 K) (125—230 °C) und eine N_2-Flußrate von 45 ml/Min. eingestellt.

Der Kohlenhydratanteil des Viscum-Lektins wurde mit Hilfe der GLC mit 11,0% bestimmt. Der Anteil der einzelnen Zucker beträgt:

Mannose	6,2%
N-Ac-D-Glukosamin	2,1%
Galaktose	1,4%
Glukose	1,3%.

Der Kohlenhydratanteil des Viscum-Lektins entspricht mit 11% etwa dem anderer Lektine, die Glykoproteine sind (einige, wie das Arachis-Lektin, Con A oder WGA besitzen keine Kohlenhydrate).

Das Lektin aus *Abrus precatorius* hat nach Olsnes (1978) 9% Kohlenhydrate, das aus *Robinia pseudoacacia* nach Bourrillon u. a. (1967) 12% Kohlenhydrate. Für das *Ricinus communis*-Agglutinin (Podder u. a. 1974) wurden 8—9% und für das Lektin aus *Bandeiraea simplicifolia* (Hyes u. a. 1974) 6,7% Kohlenhydrate bestimmt.

8.3. Molekulargewicht und Struktur des Viscum-Lektins

Der **Isoelektrische Punkt** des Viscum-Lektins wurde durch Isoelektrofokussierung mit der LKB-Apparatur 8101 (LKB, Schweden) bestimmt und entsprechend der Anleitung wurden 0,4 mg des gereinigten Viscum-Lektins in einen pH-Gradienten (pH 3—11) gegeben und 48 Std. bei 277 K (4 °C) fokussiert. Die eluierten Fraktionen wurden mit papainbehandelten Human-B-Erythrozyten hiinsichtlich ihrer Aktivität (Agglutination) geprüft.

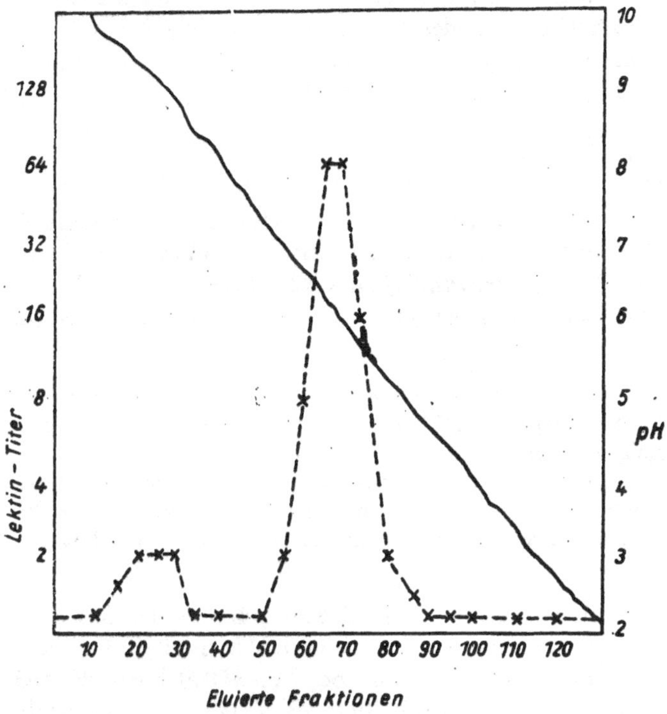

Abb. 11. Isoelektrische Fokussierung des Viscum-Lektins.

Der isoelektrische Punkt des Viscum-Lektins wurde mit etwa 6,1 bestimmt (Abb. 11). Das konnte aus dem Anteil der sauren Aminosäuren sowie dem Einwandern des Lektins in ein Gel mit einem pH von 8,6 auch vermutet werden:

Das Viscum-Lektin ist entsprechend der Aminosäurenzusammensetzung und des isoelektrischen Punktes als schwach saures Glykoprotein zu bezeichnen. VESTER (1968) ermittelte einen isoelektrischen Punkt zwischen 8 und 11 und beschrieb „basische Proteine von histonähnlichem Charakter". Die von VESTER (1968) angegebenen Werte der Aminosäuren würden jedoch ebenfalls auf ein schwach saures Protein schließen lassen. KIND u. a. (1979) bestimmten isoelektrische Punkte für das Viscum-Lektin zwischen 5 und 8.

Die **Sedimentationskoeffizienten** wurden mit einer analytischen Ultrazentrifuge Typ Spinco (Firma Beckmann) mit UV-Absorptionsoptik, Monochromator und photoelektrischem Scanner bestimmt. Die Sedimentationskoeffizienten wurden dabei bei 36000 und 44000 g unter Verwendung von Doppelsektorzellen (1 Sektor Lektin-Lösung, 1 Sektor Lösungsmittel) und Mehrlochrotoren ermittelt.

Das Molekulargewicht wurde durch zwei verschiedene Methoden ermittelt: Zuerst wurden die Molekulargewichte der Viscum-Lektin-Proben mit Hilfe der Sedimentationsgleichgewichtstechnik bei 12000 g bestimmt. Aus der Konzentrationsverteilung, die nach Erreichen des Sedimentationsgleichgewichts in der Zelle ebenfalls bei 280 nm verfolgt wurde, berechneten wir (BEHLKE u. a., 1979) das Molekulargewicht (MG) nach folgender Formel:

$$\mathrm{MG} = \frac{2RT}{(1-\varrho\bar{v})\omega^2} \cdot \frac{d \ln c}{dr^2} \qquad \left(\omega = \frac{2\pi U}{60}\right)$$

Dabei sind R = Gaskonstante, T = absolute Temperatur, ϱ = die Dichte des Lösungsmittels, $\overline{V} = 0{,}73$ ml/g als partielles spezifisches Volumen (z. B. von *Vicia faba*-Lektin), ω^2 = Winkelgeschwindigkeit und $d \ln c/dr^2$ = die Konzentrationsverteilung in der Zelle im Abstand r vom Rotationsmittelpunkt des Rotors.

Die Bestimmungen der Molekulargewichte mit der PAGE wurden nach der von WEBER und OSBORN (1969) angegebenen Methode vorgenommen, wobei 25 µg gereinigtes Lektin in ein 7,5%iges Gel einwandert.
Die Elektrophorese wurde in Gegenwart von β-Merkaptoäthanol bzw. ohne β-Merkaptoäthanol (β-MÄ) vorgenommen (β-MÄ reduziert die intermolekularen Disulfid-Brücken von Molekülen, so daß diese in ihre Untereinheiten aufgespalten und dargestellt werden können).

Unter reduzierenden Bedingungen (mit β-MÄ) waren die Banden mit 57500 und 55000 erwartungsgemäß verschwunden, es zeigten sich zwei stark gefärbte Linien bei MG = 34500 und 29000, die Linie bei MG 31000 blieb schwach, gelegentlich war eine sehr schwache Linie bei MG 27000 noch erkennbar (siehe Abb. 12).
Die Molekulargewichtsbestimmungen wurden sowohl mit Viscum-Lektin, das wir von der „Erythrozytensäule“ erhielten, vorgenommen als auch mit Viscum-Lektin von der „Sepharose 4B-Säule“. Insgesamt konnten wir mehr als 20 Bestimmungen von Viscum-Lektin — jeweils mit und ohne β-MÄ — vornehmen, die ähnliche Werte ergaben. (Die maximale Schwankung der Bestimmungen betrug ± MG 1000.)
Die Sedimentationskoeffizienten der verschiedenen Viscum-Lektin-Präparate wurden mit $S_{20}w = 4{,}5 \pm 0{,}3$ S und andere mit 6,5 bis 6,9 S bestimmt. Die Differenz von 4,5 S bis 6,7 S entspricht bei globulären Proteinen einem Massenunterschied von 1:2. In verschiedenen Versuchsreihen bei Anwesenheit von bivalenten Kationen konnte eine geringe, aber erfahrungsgemäß (BEHLKE, 1979)

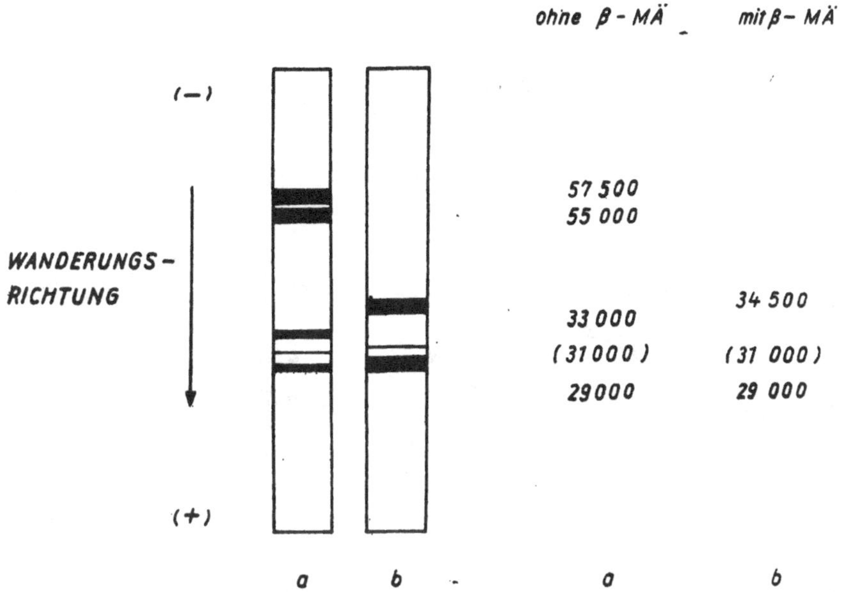

Abb. 12. Polyacrylamidgelelektrophorese mit Natriumdodecylsulfat (SDS) bei pH 8,6 und Bestimmung der Molekulargewichte. Färbungen mit Coomassie Brillant Blue R 250

a = ohne β-Merkaptoäthanol (β-MÄ),
b = mit β-Merkaptoäthanol (β-MÄ).

Die Berechnungen der Molekulargewichte sind Mittelwerte aus 10 Versuchen.

signifikante Zunahme der S-Werte mit steigenden Konzentrationen von Mg^{++} beobachtet werden (Abb. 13). Ob es sich hier um eine MG-Zunahme oder um eine Zunahme der Molekülsymmetrie handelt, konnte noch nicht geklärt werden.

Von einer größeren Anzahl Viscum-Lektin-Präparationen wurden neben den Sedimentationskoeffizienten auch Molekulargewichte bestimmt. Die Lektine mit 4,5 S zeigten allgemein einen einheitlichen Anstieg im ln c/r^2-Diagramm (Abb. 14).

Daraus lassen sich MG von 62000 ± 2000 errechnen. Es handelt sich hier allgemein um Lektinkonzentrationen im unteren Bereich (0,2 bis 0,4 g/l = 0,02—0,04 g/100 ml). Bei vielen Lektinpräparationen wurde eine Heterogenität im ln c/r^2-Diagramm beobachtet. Hier wurden zwei Anstiege unterschiedlicher Steilheit erhalten, die MG von 60000 und 120000 entsprechen (Abb. 15).

Einige Lektinproben — die Lektinkonzentration war hier hoch (über 0,7), wurden mit MG 120000 bestimmt, die den Proben mit 6,5—6,9 S zuzuordnen sind (Abb. 16).

Die Ursache des Auftretens von Lektinen unterschiedlicher Molekulargewichte im Verhältnis 1:2 ist wahrscheinlich die Assoziation zweier Submoleküle.

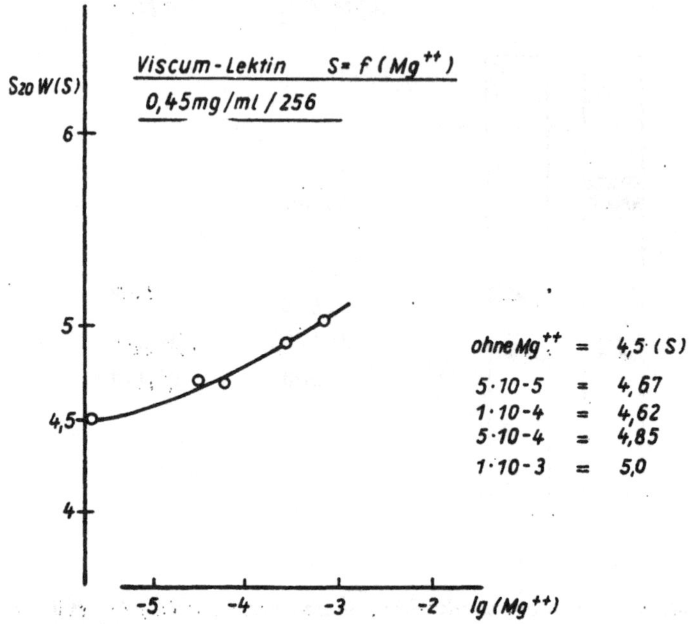

Abb. 13. Bestimmung der Sedimentationsgleichgewichtskonstanten des Viscum-Lektins „rein" bei Anwesenheit von unterschiedlichen Konzentrationen von Mg^{++}.

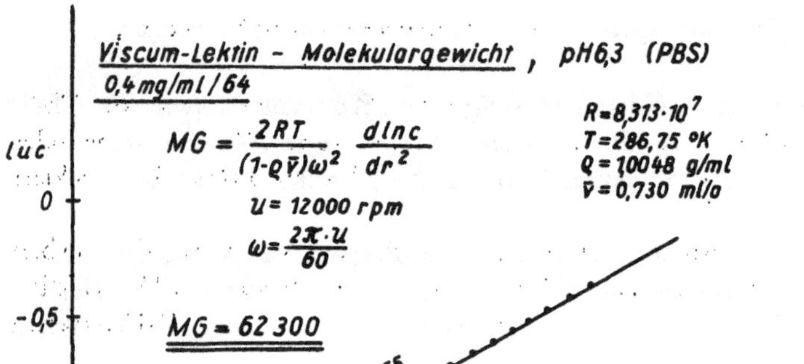

Abb. 14. Bestimmung des Molekulargewichtes des gereinigten Viscum-Lektins.

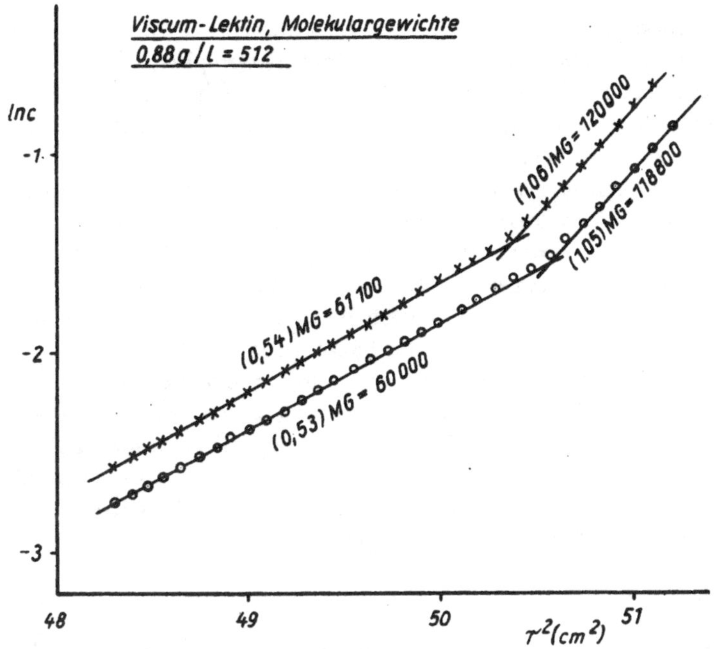

Abb. 15. Bestimmung des Molekulargewichtes des gereinigten Viscum-Lektins.

ZUSAMMENSTELLUNG
MG VISCUM-LEKTIN

1.	S°20 W	KONZENTRAT	MG
	4,5	~ 0,4 g/l	60000
	5 - 6		60000 / 120000
	6,5-6,9	> ~ 0,8 g/l	120000
2.	SDS-PAGE		
	ohne β-Mercaptoethanol		57500 / 55000
	mit " " " "		34500 / 29000

Abb. 16. Zusammenstellung der Molekulargewichte des Viscum-Lektins „rein“ nach Sedimentationsgleichgewichtsanalysen und Polyacrylamidgelelektrophoresen.

Diese Wechselwirkung zwischen den 60000-Molekülen könnten in erster Linie durch hydrophobe Wechselwirkung — weniger durch elektrostatische Kräfte zustande kommen.

Das Auftreten von Molekülstrukturen im Verhältnis 1:2 spiegelt sich auch in den Molekulargewichtsangaben zum Viscum-Lektin bzw. vergleichbaren Viscumproteinen in der Literatur wider:

Vester fand 1968 ein „cancerostatisches Protein“ mit einem MG = 60000 (Ultrazentrifuge), Luzik beschrieb 1974 das Viscum-Lektin mit einem MG

= etwa 160000 (Methode unbekannt), ZISKA u. a. berichteten 1978 von einem MG = 115000 (Sephadex G 200 und Dünnschichtchromatographie).

Bei allen Präparationen handelt es sich um Molekulargewichte im Verhältnis etwa 1:2, so daß es sich jeweils um das Dimer, Trimer bzw. bei LUZIK offensichtlich um ein Hexamer handelte.

Die molekularen Verhältnisse sind ähnlich bei vielen anderen Lektinen, besonders bei den ebenfalls galaktosespezifischen Lektinen aus *Ricinus communsi* und *Abrus precatorius*, die vor allem von der Arbeitsgruppe um OLSNES untersucht wurden. Aus *Abrus precatorius* wurde ein Lektin mit einem MG von 130000 und ein toxisches Lektin mit einem MG 65000 bestimmt, das 65000-Molekül bestand aus den Untereinheiten MG 30000 und 35000 (OLSNES, 1978).

Bei dem *Ricinus communis*-Lektin wurden zwei unterschiedliche Lektine bestimmt. DRYSDALE u. a. (1968) fanden ein Lektin mit einem MG = 120000 (*Ricinus communis* Hämagglutinin, Ricin I, RcA_{120}, R_cA_I). Das zweite Lektin beschreibt OLSNES (1978) mit einem MG = 65000 (wie bei *Abrus* toxisch) und den Untereinheiten 32000 und 34000. Das 120000 Molekül wird mit je zwei Untereinheiten von 31000 und 34000 angegeben.

Struktur des Viscum-Lektins

Aus den bekannten physikochemischen Eigenschaften des Viscum-Lektins soll eine Struktur vorgeschlagen werden, die sich auf folgende Resultate stützt:

1. **2 Subeinheiten**

MG 34000 und 29000 (PAGE)	ZISKA u. a. (1978)
MG 34500 und 29000 (PAGE)	LUTHER u. a. (1980)

2. **Molekulargewicht 60000**

MG 60000 (Ultrazentrifuge):	4,3—4,7 S (LUTHER u. a. 1980)
MG 57000 (PAGE)	(LUTHER u. a. 1980)
MG 120000 (Dimer)	6,5—6,9 S (LUTHER u. a. 1980)
MG 115000 (Dimer)	Dünnschichtchromatographie, Sephadex G 200 Gelchromatographie (ZISKA u. a. 1978)

3. Das Lektin-Molekül ist in der PAGE unter reduzierenden Bedingungen (β-Merkaptoäthanol) in seine Untereinheiten zu spalten — ist also **kovalent** (über Disulfidbrücken) **verbunden**.

4. Für das Tetramer (MG 115000) wurden von ZISKA u. a. (1978) 2 inter- und 6 intramolekulare Disulfidbrücken bestimmt.

5. Die Dimerisation bei höheren Lektinkonzentrationen zu einer Molekülstruktur von etwa MG 120000 erfolgt über nicht-kovalente Bindung — wahrscheinlich über hydrophobe Wechselwirkung (BEHLKE, 1979).

Bei Vorhandensein von 8 Disulfidbrücken muß mindestens eine Brücke die beiden Untereinheiten (29000 und 34500) kovalent verbinden, die Mehrheit der anderen Disulfidbrücken vermuten wir innerhalb der Untereinheit MG 34500: Ohne reduzierendes Agens (β-MÄ) fanden wir neben den großen Molekülen (55000 und 57000) auch stets die Strukturen der Untereinheiten — aber auch Banden bei MG 29000 und 33000. Wenn sich in der Struktur mit einem MG von 33000 mehrere (z. B. 3) Disulfidbrücken befinden, könnte sich diese Struktur unter reduzierenden Bedingungen „entfalten" bzw. strecken und somit größer werden. Unter reduzierenden Bedingungen blieb die Struktur MG 29000 gleich groß, die Struktur MG 33000 verschwindet völlig und erscheint mit als Untereinheit MG 34500. (Es wurden Werte von 33500—35500 bestimmt.)

Bei Versuchen, die Kohlenhydrate bestimmten molekularen Strukturen exakt zuzuordnen, zeigte sich nach PAS-Färbung, daß bei Arbeiten ohne reduzierende Bedingungen die Struktur MG 57000 wesentlich stärker angefärbt war und nach Reduktion durch β-MÄ nur die Untereinheit 34500 eine starke Färbung zeigte. Möglicherweise sind in der größeren Untereinheit die Kohlenhydrate des Viscum-Lektins lokalisiert bzw. konzentrierter vorhanden.

Auf Grund unserer bisherigen Kenntnisse über den molekularen Aufbau des Viscum-Lektins ist die folgende Struktur möglich (Abb. 17):

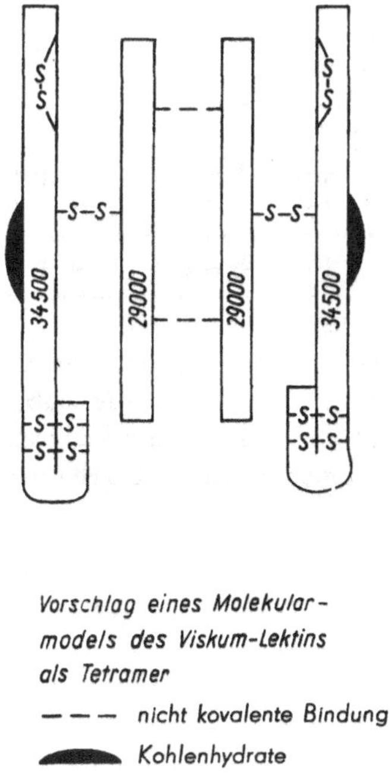

Abb. 17. Mögliches Strukturmodell des Viscum-Lektinsals Tetramer (MG 120000).

8.4. Spezifität des Viscum-Lektins

8.4.1. Hemmstudien mit Zuckern

Auf Grund der bevorzugten Reaktion (Agglutination) des Viscum-Lektins mit B- und möglicherweise auch P-positiven Erythrozyten lag eine Spezifität des Viscum-Lektins zu dem Zucker Galaktose nahe. Erste Absorptionsversuche mit den Zuckern D(+)-Galaktose und D(+)-Glukosamin brachten bereits bei unseren ersten Versuchen eine Bestätigung (LUTHER u. a. 1974).

Weitere Versuche mit blutgruppenspezifischen Zuckern bestätigten die Galaktosespezifität des Viscum-Lektins (siehe Tab. 8).

Tabelle 8. Agglutinationshemmung eines Viscum-Lektins (7)3/78 durch verschiedene blutgruppenspezifische Zucker. 20 µl Viscum-Lektin (0,20 g/l = 0,02 g/100 ml) wurde zu je 20 µl Zuckerlösung in zweifachen Verdünnungsstufen des jeweiligen Zuckers gegeben. Die Inkubationszeit betrug 30 Min. RT. Danach wurden 20 µl Human-B-Erythrozyten (3× gewaschen) in 2%iger Suspension zu den Lektin-Zuckergemischen gegeben und nach 30 Min. RT das Agglutinationsergebnis abgelesen.
h = Hämolyse

Zucker	100 mM	50 mM	25 mM	12,5 mM	6,2 mM	3,1 mM
NaCl	++++	++++	++++	++++	++++	++++
D(+)-Galaktose	–	(+–)	+	+	++++	++++
N-Ac.Galm	++++	++++	++++	++++	++++	++++
N-Ac.Glum	++++	++++	++++	++++	++++	++++
Glum	++++	++++	++++	++++	++++	++++
N-Neuraminsäure	h	h	h/+	++++	++++	++++
L-Fukose	++++	++++	++++	++++	++++	++++
Raffinose	+	++++	++++	++++	++++	++++

Zur weiteren Klärung der Galaktosespezifität des Viscum-Lektins wurden Präzipitationen mit verschiedenen Galaktanen durchgeführt. Es wurde dabei die von CHATTERJEE u. a. (1978) empfohlene Methode der Geldiffusion benutzt. Wie erwartet werden konnte, reagierte das Lektin mit einer starken Präzipitation gegenüber Galaktanen aus:

Achatina fulica (Schnecke)
Helix pomatia (Schnecke)
Rinder-Lunge („Pneumo-Galaktan")
Lymnaea stagnalis (Schnecke) und
Blutgruppen-0-Substanz aus Ovarienzystenflüssigkeit vom Schwein (siehe Abb. 18).

Ein Vergleich mit anderen, bekannten galaktosylspezifischen Lektinen zeigt die sehr ähnliche Chemospezifität, da weder Kreuzreaktionen, noch Spornbildungen in den Präzipitationslinien erkannt werden konnten (siehe Abb. 19).

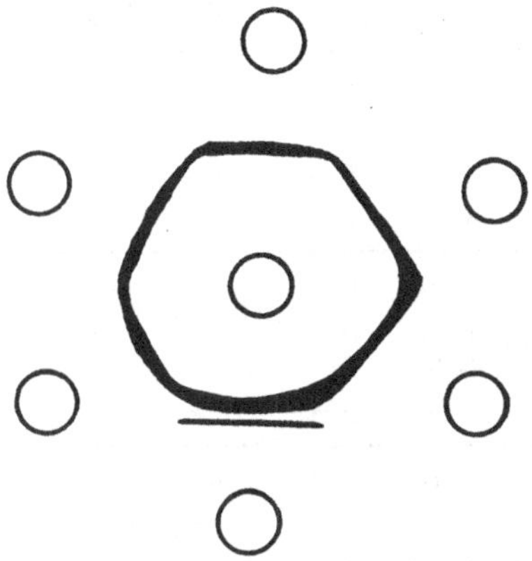

Abb. 18. Präzipitationsreaktion von Viscum-Lektin (Zentrum) mit verschiedenen Galaktanen und Glykosubstanzen.

1. *Achatina fulica*-Galaktan, 2. *Helix pomatia*-Galaktan, 3. Arabino-Galaktan, 4. Pneumo-Galaktan, 5. *Lymnaea stagnalis*-Galaktan, 6. Blutgruppen-0-Substanz aus Ovarienzystenflüssigkeit (1 = 12 Uhr).

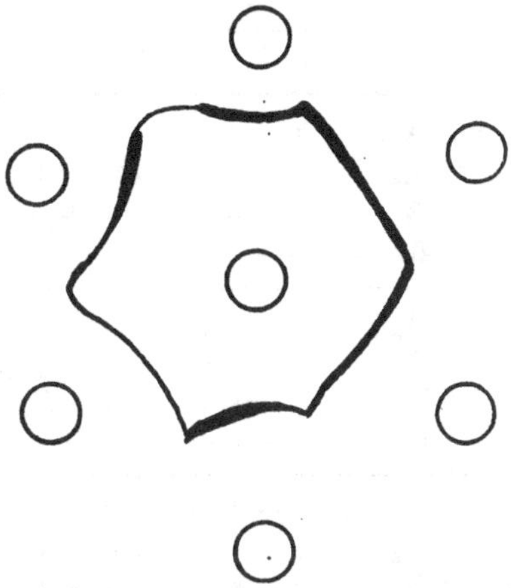

Abb. 19. Präzipitationsreaktion von gereinigtem *Achatina fulica*-Galaktan (Zentrum) mit verschiedenen galaktosylspezifischen Lektinen

1. *Abrus precatorins*, 2. *Viscum album*, 3. *Ononis spinosa*, 4. *Tridacna maxima*, 5. *Tridacna gigas*, 6. *Ricinus communis* (1 = 12 Uhr).

8.4.2. Reaktionen mit Erythrozyten

Erythrozyten eignen sich sehr gut als Modellzellen zur ersten Charakterisierung der meisten Lektine. Will man jedoch eine Spezifität der Agglutinationsfähigkeit gegenüber verschiedenen Erythrozyten-Mustern (z. B. Blutgruppen) durch Lektine ergründen, muß man mit einer möglichst großen Zahl der jeweiligen Zelltypen untersuchen, um Fehleinschätzungen, die bei nur wenigen Versuchen vorkommen können, auszuschließen (KÖHLER u. a., 1973).

Die Spezifität in der Agglutination mit Erythrozyten variierte nicht zwischen Viscum-R, Viscum-F_1 oder dem gereinigten Lektin; sie war nur von der Konzentration abhängig (Tab. 9 u. 10):

Wir überprüften zunächst die Agglutination von Viscum-R gegenüber 293 unausgelesenen Blutmustern (2× gewaschene Erythrozyten) im Blindversuch (Tab. 11).

Aus den Tabellen 11—12 wird eine klare Bevorzugung der Agglutination von Erythrozyten mit B-Merkmalen sichtbar (A_1B, A_2B, B). A_1, A_2 und

Tabelle 9. Agglutinationstiter eines Viscum-Lektins mit unterschiedlichem Reinheitsgrad gegen gewaschene menschliche Erythrozyten der Gruppen A_1, A_2, B, 0

Viscum	Eryth.	Titer 1 : 2	4	8	16	32	64	128	256
Viscum-R	A_1	++++	++++	+++	++	+	+−	−	−
	A_2	++++	++++	+++	++	+	−	−	−
	B	++++	++++	++++	+++	+++	++	+	+
	0	++++	++++	++++	++	+	+−	−	−
Viscum-F_1	A_1	++++	+++	++	+	+−	−	−	−
	A_2	++++	+++	++	+	+−	−	−	−
	B	++++	+++	+++	++	+	+	−	−
	0	++++	+++	++	+	+−	−	−	−
Viscum-Lektin (0,3 mg/ml)	A_1	++++	++++	+++	++	+	+−	−	−
	A_2	++++	++++	+++	++	+	+−	−	−
	B	++++	++++	++++	+++	+++	++	+	−
	0	++++	++++	+++	++	++	+	−	−

Tabelle 10. Agglutinationstiter des Viscum-Lektins sowie des Lektins aus Anti-A_{AS} aus der Hämolymphe von *A. segetum* (LUTHER u. a. 1972) und Anti-A_{HP} aus der Eiweißdrüse von *Helix pomatia* (PROKOP u. a. 1965, SCHNITZLER 1974) in Abhängigkeit von ihrer Konzentration. Reaktionszeit: 20 Min. RT

		A_1	A_2	B	0
1. Viscum-Lektin	0,3 g/l	+++	+++	+++	+++
	0,03 g/l	Ø	Ø	+	Ø
2. Anti-A_{AS}	1 : 10	+++	+++	+	+
	1 : 50	++	+	Ø	Ø
3. Anti-A_{HP} (hochkonz.) etwa	100 g/l	++++	++++	+	+
	1 : 10 bis 1 : 100 (SCHNITZLER, 1977)	++++	++++	Ø	Ø

0-Erythrozyten werden schwächer agglutiniert. Eine „B"-Spezifität des Viscum-Lektins zeichnete sich bereits hier ab und wurde durch weitere Versuche gestützt. Eine Überprüfung der 17 agglutinierten A-Blute und der 15 agglutinierten 0-Blute hinsichtlich der Erythrozytenmerkmale (Rezeptoren) für Rh, MN, Ss, P, Duffy, Kell, Lutheran u. a. ergab, daß nur eine Beziehung zu P vorzuliegen scheint.

Tabelle 11. Reaktionen von Viscum-R (1 : 100 extrahiert) gegenüber 293 unausgelesenen Blutmustern im Blindversuch. Die Reaktionen erfolgten auf Glastüpfelplatten, Titration mit Mikrotiterspritzen von Eppendorf (100 µl). Reaktionszeit: 30 Min. RT

	A_1	A_2	A_1B	A_2B	B	0
Häufigkeit der Merkmale	89	24	18	3	41	118
Agglutination positiv	17	2	17	3	41	15
%	(20)	(8,3)	(95)	(100)	(100)	(12,7)
Agglutination negativ	72	22	1	–	–	103

Tabelle 12. Agglutination des Viscum-Lektins (0,3 g/l) gegenüber fermentierten Human-Erythrozyten. Die Reaktionen erfolgten auf Glastüpfelplatten mit Mikroliterspritzen von Eppendorf (100 µl), die Reaktionszeit betrug 20 Min. RT

	Titer gegen unbehandelte Erythrozyten	Papain-behandelte Erythrozyten	Trypsin-behandelte Erythrozyten
A_1	32	256	64
A_2	32	512	64
B	64	4096	128
0	32	512	64

Tabelle 13. Reaktionen von Viscum-Lektin (0,3 g/l) mit einigen gewaschenen, frischen Tiererythrozyten. Titration auf Glastüpfelplatten mit Mikroliterpipetten von Eppendorf (100 µl). Ablesung nach 30 Min. RT

Tierart	Endtiterstufen
Kontrolle (Human-B)	128
Hund	512
Rind	∅
Pferd	∅
Ratte	128
Meerschwein	128
Maus	∅
Kaninchen	64
Schaf	∅
Taube	32
Hamster	64
Fasan	64

Die 17 agglutinierten A_1-Blute trugen 16mal das Merkmal P_1, einmal das Merkmal P_2:

$P_1:P_2 = 16:1$; (Normalverhältnis: 3:1)

Die 15 agglutinierten 0-Blute trugen 11mal das Merkmal P_1, 4mal das Merkmal P_2:

$P_1:P_2 = 11:4$

Das ebenfalls bevorzugte Agglutinieren von Erythrozyten mit dem Merkmal P (P_1) wird erklärlich, da beide Rezeptoren (B und P) D-Galaktose als terminalen Zucker (determinante Gruppe) tragen. Die Reaktionen des Viscum-Lektint mit Erythrozyten, die mit Papain oder Trypsin behandelt wurden, zeigt nichs nur die zu erwartende starke Agglutinierbarkeit der Erythrozyten, sondern auch eine einseitig verstärkte Reaktion gegenüber Human-B-Erythrozyten (siehe Tabelle 12). Das Viscum-Lektin reagiert mit Tiererythrozyten wie folgt (Tab. 13).

8.4.3. Reaktionen mit Tumorzellen

Bei Reaktionen mit Tumorzellen wurde eine Vielzahl von Viscum-Präparaten benutzt:

1. Kommerziell hergestellte Präparate
   - Iscador (Verein für Krebsforschung, Arlesheim/Schweiz)
   - Plenosol (Dr. Madaus u. Co., Köln/BRD)
   - Visci betulae (Dr. Madaus u. Co., Köln/BRD)
   - Visci mali „
   - Visci fraxini „
   - Visci pini „

2. Weitere getestete Fraktionen

Viscum-R

Viscum F_1, Viscum F_2, Viscum F_3, Viscum F_4 } Fraktionierung an Sephadex G 75

Viscum F I, Viscum F II, Viscum F III, Viscum F IV, Viscum F V, Viscum F VI } Fraktionierung an DEAE-Zellulose

Viscum-Lektin-A,	isoliert an vernetzten Human-IgG
Viscum-Lektin,	isoliert an partiell hydrolysierter Sepharose
Viscum-Lektin,	isoliert an stabilisierten Human-B-Erythrozyten
Viscum-Lektin rein	(weiter gereinigt durch Gelchromatographie an Sephadex)

Es wurden sowohl menschliche Tumorzellen als auch tierische Tumorzellen getestet — hauptsächlich die als Modell benutzten Aszites-Tumorzellen der Maus:

1. Menschliche Tumorzellen:
   - Aszites-Zellen von Patienten mit Bronchial-Ca während der Operation entnommen und in zellfreies Medium aufgenommen.
   - Leukosezellen von Patienten mit Leukose, mit Hilfe einer Zellzentrifuge gewonnen.
2. Aszites-Tumorzellen der Maus und der Ratte:
   - Maus-Ehrlich-Aszites-Tumorzellen (Karzinom)
   - Maus-Sa/Ia-Aszites-Tumorzellen (Sarkom)
   - Maus-SOV_{16}-Aszites-Tumorzellen (ursprünglich eine virusbedingte Leukose)
   - Ratte-ZAJDELA-Aszites-Tumorzellen (Hepatom)

Die agglutinierenden und toxischen Eigenschaften des Viscum-Lektins und ihre Wechselwirkungen zur Tumorzelle standen im Mittelpunkt des Interesses.

Tabelle 14. Agglutinationsergebnis des Viscum-Lektins (0,4 mg/ml) mit Aszites-Tumorzellen und vergleichsweise mit Normalzellen (Erythrozyten). Die Reaktionen wurden auf Glastüpfelplatten mit Mikroliterspritzen von Eppendorf vorgenommen; Reaktionszeit 30 Min. RT

Art	Agglutinationstiter des Viscum-Lektins			
	Erythrozyten		Aszites-Tumorzellen	
Mensch	Blutgr. B (Kontrolle)	256	—	
	Blutgr. B (Tumorpatient)	128	1024	
	Blutgr. B (Leukosepatient)	128	256	
Maus		ø	Ehrlich-Karzinom	1024
		ø	Sa Ia Sarkom	256
		ø	SOV 16 Virusleukose	4096
Ratte		128	ZAJDELA-Hepatom	128

Versuche in vivo wurden nicht vorgenommen. Es liegen Ergebnisse von therapeutischer Anwendung beim Menschen (i. m.-Injektionen oder oral) mit dem Präparat „Iscador®“ (z. B. in Österreich, Schweiz, BRD) sowie Ergebnisse aus Tierversuchen vor.

Die Agglutination von Tumorzellen durch verschiedene Viscum-Präparate oder Fraktionen zeigt Tabelle 14.

8.4.4. Reaktionen mit Human-Serumglykoproteinen

Immunantikörper agglutinieren Erythrozyten in physiologischer NaCl-Lösung. Erfolgt die Reaktion in AB-Mischserum, ist die Agglutination gewöhnlich verstärkt (Supplementeffekt). Anders verhält es sich bei dem Viscum-Lektin, das nach Serum-Zugabe nicht mehr fähig war, Erythrozyten zu agglutinieren.

Das gleiche Resultat der Agglutinationshemmung wurde mit verschiedenen Seren erreicht. Auch bei geringeren Serumzugaben (1 Teil Serum : 3 Teilen Viscum-Lektin) erfolgte eine vollständige Agglutinationshemmung des Viscum-Lektins. Erste Hinweise fanden LUTHER und PROKOP bereits 1973, als sie das Lektin aus *Vicia faba* untersuchten und bei Verwendung von Vollbluten eine deutlich schwächere Agglutination fanden.

Tabelle 15. Agglutinationshemmende Wirkung einiger Human-Serumproteine auf Viscum-R

B-Erythrozyten-Suspensionsmedium	Endtiterstufe
0,9%ige NaCl-Lösung (Kontrolle)	1:128
Human-IgG	ø
IgM	ø
IgA	ø
α-2-Makroglobulin	1:2
Albumin	1:8
Transferin	1:8

Da die Titration des Viscum-Lektins im Serum ebenfalls keine Agglutination zeigte, konnte auch ein „Zonenphänomen“ als Ursache der Agglutinationshemmung ausgeschlossen werden.

Zusammen mit FRANZ und HAUSTEIN gingen wir davon aus, daß unbehandelte Plasmaproteine „Lektin-Rezeptoren“ besitzen müssen, ähnlich wie wir es von Erythrozyten kennen, d. h. Kohlenhydratstrukturen, die für das Lektin aus *Viscum album* zugänglich sind. Zur Klärung dieser Fragen wurden einige Serumbestandteile isoliert, zu dem Viscum-Lektin gegeben und die inhibierende Wirkung überprüft (Tab. 15).

Zumindestens die Immunglobuline A, M, G besitzen folglich Kohlenhydratanteile, mit denen das Viscum-Lektin mit einer starken Bindung reagiert. Diese Erkenntnis nutzten wir in Affinitätsversuchen zur Isolierung des Lektins aus Viscum-R in der Art eines Batchverfahrens mit glutaraldehydvernetztem IgG aus (siehe S. 36).

Immunelektrophoretisch konnte die Bindung IgG-Viscum-Lektin dargestellt werden. Der Komplex reagierte sowohl mit Anti-IgG als auch mit einem Anti-Viscum-Lektin.

Bei gleichzeitigem Angebot von IgG und Human-B-Erythrozyten reagiert das Viscum-Lektin bevorzugt mit dem IgG. Es liegt hier eine Konkurrenz um den Bindungsort des Lektins vor. Ehrlich-Aszites-Tumorzellen der Maus konkurrieren ebenfalls mit Erythrozyten um den Bindungsort der Lektin-Moleküle (siehe Tab. 16).

Tabelle 16. Konkurrenzverhalten von Human-B-Erythrozyten, Human-IgG (Glutaraldehyd-vernetzt) und Ehrlich-Aszites-Tumorzellen. Die Reaktionsgemische wurden jeweils 30 Min. bei RT geschüttelt, die Auswertung erfolgte makroskopisch und mikroskopisch.

			Erythrozyten-agglutination
1. Viscum-Lektin	+ Human-IgG	+ Human-B-Erythrozyten	= +−
2. Viscum-Lektin	+ Ehrlichs-Aszites-Tm	+ Human-B-Erythrozyten	= +−
3. Viscum-Lektin	+ NaCl	+ Human-B-Erythrozyten	= ++++

Auf Grund der Adsorption des Viscum-Lektins an IgG wurde auch eine Wechselwirkung zwischen Viscum-Lektin und IgE vermutet. Viscum-Lektin reagiert im RAST mit allergenspezifischem IgE und verhindert auf diesem Wege eine allergenspezifische Histaminfreisetzung, die über IgE auf den Leukozyten abläuft (siehe S. 96). Die Reaktion Viscum-Lektin mit IgE wurde auch affinitätschromatographisch nachgewiesen. Viscum-Lektin wurde dabei an bromzyanaktivierte Sepharose gekoppelt und zur Affinitätschromatographie benutzt.

Serum mit sehr hohem IgE-Gehalt wurde auf die Säule aufgetragen, wobei davon ausgegangen wurde, daß IgE (unter anderem) von der „Viscum-Säule" festgehalten wird. Die Säule wurde mehrfach gewaschen und anschließend das Adsorbat mit 0,14 M Galaktose eluiert. Wir erhielten 3 Fraktionen, die in der Mancini-Technik mit monospezifischem Anti-IgE (Pharmacia, Schweden) getestet wurden.

Ergebnis:

1. Ausgangsprobe 30000 I.U. IgE
2. Durchlauf (nicht adsorbierter Teil des Serums): Ø
3. Eluat (von Viscum adsorbierter und eluierter Serumteil: 27000 I.U. IgE.

Es ist zu erkennen, daß praktisch das gesamte IgE von dem Viscum-Lektin festgehalten wurde (Durchlauf negativ) und sich auch wieder eluieren ließ. Das Viscum-Lektin reagiert hier wie bei den anderen Immunglobulinen offensichtlich mit dem Kohlenhydratanteil, der sich jeweils am Fc-Abschnitt des Immunglobulins befindet.

IgG = 3% Kohlenhydrate
IgA = 8% Kohlenhydrate
IgM = 12% Kohlenhydrate
IgE = 11% Kohlenhydrate
IgD = 14% Kohlenhydrate

Da fast alle Serumproteine Glykoproteine sind, sollten einige auch mit dem Viscum-Lektin reagieren, wenn sie Galaktosidstrukturen besitzen.

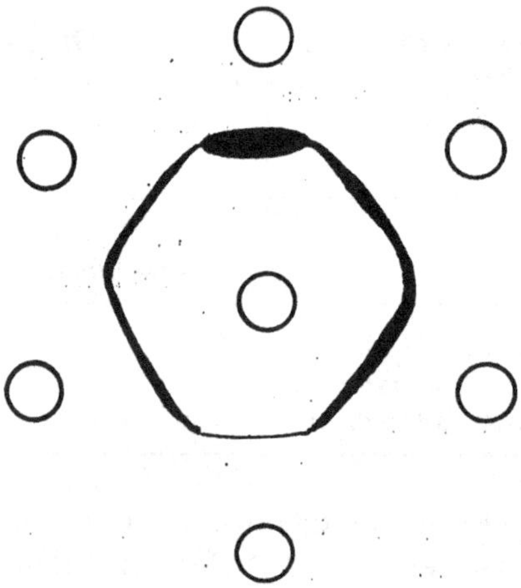

Abb. 20. Präzipitationsreaktion des Viscum-Lektins mit neuraminidasebehandelten Human-Serumglykoproteinen. Zentral: Viscum-Lektin.

1 = Haptoglobin
2 = Cholinesterase
3 = 8-S-α_3-Glykoprotein
4 = Inter-α-Trypsininhibitor
5 = C_1-Inaktivator
6 = IgA

Wie beschrieben, konnte das bei einigen — insbesondere bei Immunglobulinen — nachgewiesen werden.

Zur Aufklärung ihrer Struktur ist es günstig, durch Neuraminidasebehandlung die Neuraminsäure zu entfernen, um „innere" Kettenstrukturen erfassen zu können. Bei vielen Human-Serumglykoproteinen werden dabei D-Galaktose-Strukturen freigelegt. Deshalb sollten verschiedene Human-Serumglykoproteine erst nach Neuraminidasebehandlung mit dem Viscum-Lektin reagieren. In gemeinsamen Untersuchungen mit Uhlenbruck wurden diese Versuche durchgeführt und zeigten das folgende Ergebnis: (siehe Abb. 20 und Tab. 17).

8.4.5. Stabilität des Lektins bei der Lagerung

Wir untersuchten die Stabilität des Lektins gegenüber Temperatureinflüssen und längerer Lagerung sowie die Stabilität nach verschiedenen Präparationsverfahren.

Tabelle 17. Präzipitationsreaktionen des Viscum-Lektins mit einigen neuraminidasebehandelten Human-Serumglykoproteinen.

++ = starke Präzipitation
+ = schwache Präzipitation
— = keine Präzipitation

Neuraminidasebehandelte Human-Serumglykoproteine[1])	Viscum-Lektin (Präzipitation)
C_1-Inactivator	+
β_2-Glykoprotein III	—
S-α_1-Glykoprotein	++
α_1-Antichymotrypsin	++
α_2-Macroglobulin	+
3.8 S_2-Glykoprotein	—
Lactoferrin	—
Antithrombin III	+
Transferrin	+
C_3-Activator	—
Gc-Globulin	—
α_2-HS-Glykoprotein	—
Fetuin	+
Hämopexin	—
9.5S-α_1-Glykoprotein	++
3.1S-α_1-Glykoprotein	—
Coeruloplasmin	+
Prothrombin	+
α_1-Antitrypsin	—
α_1-β-Glykoprotein	—
Thyroxinbindendes Globulin	—
Haptoglobin	+
Cholinesterase	+
β_2-Glykoprotein I	—
8S-α_3-Glykoprotein	++
Inter-α-Trypsininhibitor	(+)
IgE	+
IgA	+
IgM	+
IgG	+
IgD	+

[1]) Die Seren wurden von den Behring-Werken (Marburg/BRD) zur Verfügung gestellt.

Thermostabilität: Viscum-Lektin (0,4 g/l = 0,04 g/100 ml) wurde 20 Min. verschiedenen Temperaturen ausgesetzt und anschließend die Agglutinationsfähigkeit des Lektins gegen gewaschene B-Erythrozyten getestet (siehe Tab. 18).

Bei niedrigen Temperaturen ist das Viscum-Lektin sehr stabil und erhält seine Aktivität über mehrere Jahre. Im Rohextrakt (Viscum-R) ließ es sich bei 253 K (−20 °C) über 5 Jahre mit geringem Verlust lagern.

Tabelle 18. Thermostabilität des Viscum-Lektins. Die Reaktionen wurden auf Glastüpfelplatten, die Titration mit Mikroliterpipetten (Eppendorf 100 µl) vorgenommen. Die Bewertung erfolgte nach 30 Min.; Temperatureinwirkung jeweils 20 Min. Zellen: Human-B-Erythrozyten, 3× gewaschen.

Lektin-Titer							
1:256	–	–	–	–	–	–	–
1:128	+–	+–	+–	+–	–	–	–
1:64	+	+	+	+	–	–	–
1:32	++	++	++	++	–	–	–
1:16	+++	+++	++	++	+–	–	–
1:8	+++	+++	+++	+++	++	–	–
1:4	++++	++++	++++	++++	+++	+–	–
	20 °C	30 °C	40 °C	50 °C	60 °C	70 °C	80 °C
	293 K	303 K	313 K	323 K	333 K	343 K	353 K
				Temperatur			

Die Agglutinationsfähigkeit des Lektins nimmt bei mehrfachem Einfrieren und Auftauen ab.

Ebenso verringert sich die Aktivität des Lektins nach dem Lyophilisieren, da ein unlöslicher Niederschlag bleibt.

8.4.6. Bemerkungen zur Spezifität des Viscum-Lektins

Die bevorzugte Kohlenhydratspezifität des Viscum-Lektins umfaßt D-Galaktose bzw. D-Galaktosidreste oder Galaktane. Die Hemmung des Viscum-Lektins durch Galaktose wurde zuerst 1973 von LUTHER u. a. beschrieben und später auch von ZISKA u. a. (1977, 1978) bestätigt. In einer gemeinsamen Arbeit mit UHLENBRUCK (LUTHER u. a., 1980) fanden wir die Galaktosespezifität ebenfalls bestätigt, da das Lektin mit Galaktanen verschiedenster Herkunft eine starke Präzipitationsreaktion zeigte. Ähnliche Zuckerspezifitäten zeigen auch die Lektine aus *Ricinus communis*, *Sophora japonica*, *Abrus precatorius*, *Momordia charantia*, *Bandeiraea simplicifolia*, *Arachis hypogaea* und *Phaseolus lunatus* (Übersichten bei GOLD und BALDING, 1975 und ROTH, 1978).

Die Kohlenhydratspezifität ist jedoch generell nicht hoch spezifisch, vielmehr reagieren die meisten Lektine (auch in gereinigter Form) noch abgeschwächt mit anderen, ähnlichen Zuckerstrukturen. Das schmälert jedoch nicht den Wert der Reaktionen der Lektine mit ihren entsprechenden Zuckerstrukturen auf Zelloberflächen. Einige Lektine, z. B. aus *Dolichos biflorus*, reagieren dabei hoch spezifisch nur mit einem Zucker.

D. biflorus-Lektin reagiert nach FONT u. a. (1971) und PERCE u. a. (1975) nur mit α-D-N-Acetyl-Galaktosamin. Das Lektin aus *Sophora japonica* dagegen reagiert nach PORETZ u. a. (1974) mit den Zuckern α- und β-D-Galaktose bzw. ebensogut mit N-Acetyl-D-Galaktosamin.

Tabelle 19. Chemospezifität und Blutgruppenspezifität einiger Lektine. Eine Literaturübersicht

Lektin	Chemospezifität	Blutgruppenspezifität	Autoren
Dolichos biflorus	α-D-GalNAc	Anti-A_1	ETZLER u. a. 1971
Vicia cracca	α-D-GalNAc	Anti-A	ASBERG u. a. 1968
Phaseolus lunatus	D-Gal	Anti-A-B	GALBRAITH u. a. 1972
	α-D-GalNAc	Anti-A	
Sophora japonica	α und β-D-Gal	Anti-A-B	PORETZ u. a. 1974
	α-D-GalNAc		
Lotus tetragonolobus	α-L-Fukose	Anti-H	YARIV u. a. 1967
Ulex Europaeus	α-L-Fukose	Anti-H	MATSUMOTO u. a. 1969
Bandeiraea simplicifolia	α-D-Galaktose	Anti-B	BESSLER u. a. 1973
		Anti-A-B	HAYES u. a. 1974
Helix pomatia	α-D-GalNAc	Anti-A	PROKOP u. a. 1965

Aus der Zuckerspezifität kann nicht ohne weiteres auf eine erythrozytenspezifische Agglutination (Blutgruppenspezifität) geschlossen werden. Dennoch konnte bei fast allen Lektinen mit starker Hemmung durch einen Zucker, der ein entsprechendes Blutgruppenmerkmal charakterisiert, beobachtet werden, daß auch eine entsprechende Blutgruppenspezifität (mehr oder weniger stark ausgeprägt!) vorliegt. Die menschlichen AB0-blutgruppenbestimmenden Zucker sind:

N-Acetyl-Galaktosamin	Blutgruppe A
D-Galaktose	Blutgruppe B
L-Fukose	Blutgruppe 0

Eine Zusammenstellung der Beziehungen zwischen Blutgruppenspezifität und Zuckerhemmung gibt Tabelle 19 wieder.

Bei diesen Lektinen handelt es sich um eine deutlich spezifische Agglutination von Erythrozyten der entsprechenden Blutgruppe. Bei der Überprüfung der Blutgruppenspezifität gehen jedoch geringe Unterschiede verloren, testet man nur mit wenigen Blutmustern einer Gruppe bzw. nur mit *einer* Lektinkonzentration. Wie wir zeigen konnten, ist die Blutgruppen-B-Spezifität des Viscum-Lektins erst nach Testung einer größeren Anzahl von Blutproben erkannt worden und vor allem nach Herstellen einer entsprechenden Lektinkonzentration. Methodisch bedingt wird bei einem Agglutinationstest in Verdünnungsstufen (Titer) gearbeitet, wobei jede weitere Verdünnungsstufe eine Konzentrationsänderung des Lektins um 50% bedeutet. Beispielsweise besagt ein Viscum-Lektin-Titer von

A_1 = 1:64
A_2 = 1:64
B = 1:128 bis 256
0 = 1:64,

daß das Lektin ab einer Verdünnung von etwa 1:100 spezifisch mit B-Erythrozyten reagieren kann.

Pardoe u. a. (1970) berichteten ebenfalls über eine gleich starke Agglutination von Mistelextrakten gegenüber menschlichen Erythrozyten (1:64 jeweils), testeten jedoch nur mit einigen Erythrozytenmustern. Ziska u. a. (1978) fanden keine Blutgruppenspezifität, geben aber für B-Erythrozyten eine höhere Titerstufe (1:32) im Vergleich zu 0, A_1 und A_2 an, und testeten ebenfalls nicht mit einer größeren Zahl von Bluten bzw. mit verschiedenen Konzentrationen des Lektins. Es kann angenommen werden, daß eine Verdünnung des benutzten Lektins zwischen den üblichen Verdünnungsstufen (etwa auf 1:20 oder 1:30) eine B-spezifische Agglutination ergeben hätte (die unterschiedlich angegebenen Endtiterstufen gegen A-B-0-Erythrozyten sind konzentrationsbedingt).

Mit der spezifischen Agglutination tumortransformierter Zellen ist das Viscum-Lektin zu den sogenannten „tumorspezifischen" Lektinen zu zählen, wie auch die Lektine Anti-A_{HP}, WGA oder Con A. Als erste beschrieben Aub u. a. (1965) die Erkennung tumortransformierter Zellen durch Lektine, indem sie fanden, daß die Weizenkeimlipase (WGL) tumortransformierte Zellen agglutinierte, „normale" Zellen nicht agglutinierte. Aub leitete hiermit eine neue Ära der „Lektinologie" ein und vielleicht auch in der Tumorforschung.

Durch vorsichtiges Erhitzen der WGL verschwand die enzymatische Aktivität der WGL, die agglutinierende Fähigkeit (auch die tumorspezifische) blieb. Es blieb ein niedermolekulares Protein, das nun als „Weizenkeimagglutinin" bzw. „wheat-germ-agglutinin" (WGA) bezeichnet wurde. Nagata u. a. (1972) fanden dann auch, daß es ein reines Protein ist (die meisten Lektine sind Glykoproteine) mit einem kleinen Molekulargewicht (35000) und eine Zuckerspezifität für N-Acetyl-Glukosamin hat (Allen u. a., 1973, Goldstein u. a., 1975). Die Arbeiten mit dem WGA wurden dann vor allem von Burger u. a. (1967, 1972,

1973) fortgesetzt, der Reaktionen bzw. Wechselwirkungen zwischen Lektinen, speziell WGA und der Tumorzellmembran erforschte. PROKOP u. a. (1968) untersuchten dann die Tumorspezifität des Anti-A_{HP} und beschrieben die spezifische Agglutination von Aszites-Tumorzellen bei der Ratte. Anti-A_{HP} reagiert mit N-Acetyl-D-Galaktosamin endständig und in alpha-glykosidischer Bindung, aber auch schwächer mit anderen Zuckern (SCHNITZLER, 1977). Diese Zuckerstrukturen mußten also durch die Tumortransformation neu aufgebaut, sterisch erst jetzt zugänglich sein (vielleicht nur durch Lektine?), auf einer frühen Stufe („Vorstufensubstanz") geblieben sein (PROKOP u. a., 1974) oder die Rezeptoren der Tumorzellen waren entsprechend unserer Vorstellungen zur „fluid membrane", zu „clusters" oder „caps" zusammengerückt, so daß erst jetzt eine Agglutination möglich wurde (NICOLSON, 1976, UHLENBRUCK, 1978).

Die Reaktionen tumortransformierter Zellen mit Lektinen verschiedener Zuckerspezifitäten machte klar, daß es sich nicht nur um eine Zuckerstruktur handeln konnte, die nur nach der Tumortransformation zugänglich wurde.

Selbst Lektine mit gleicher Zuckerspezifität reagieren unterschiedlich mit transformierten Zellen, was aus der folgenden Tabelle ersichtlich wird (Tab. 20).

Tabelle 20. Vergleich von Lektinen mit Anti-N-Acetyl-D-Galaktosamin-Spezifität (nach SCHNITZLER, 1978)

Lektin	Chemo-Spezifität	Blutgr.	Normalzellen	Tumortransformiert
Helix pomatia	α-β-D-GalNAc	A	–	+
Glycine max	α-β-D-GalNAc	keine	+	+
Dolichos biflorus	α-D-GalNAc	A_1	–	–

Ebenso verhält es sich mit den von uns untersuchten Lektinen der Mistel, aus *Agrotis segetum* oder den Pilzextrakten aus *Polypilius sulfureus* und *Clitocybe nebularius*.

Die Lektine aus *Viscum album* (Anti-D-Galaktosyl) und *Agrotis segetum* (Anti-N-Acetyl-D-Galaktosamin) reagieren beide negativ mit Normalzellen (Erythrozyten der Maus) und stark positiv mit Aszites-Tumorzellen der Maus. Auch wenn Agglutinationsbefunde in diesem Zusammenhang keine endgültige Aussage erlauben (unterschiedliche Anzahl von Rezeptoren auf Zellen, unsere Kenntnisse über das „fluid-mosaic-membrane"-Modell von NICOLSON oder Blutgruppen bei Tieren), können wir doch davon ausgehen, daß mit den verschiedensten tumorspezifischen Lektinen unterscheidbare Rezeptoren durch eine Tumortransformation auf der Zelloberfläche zugänglich werden.

Das Lektin aus *Clitocybe nebularius* agglutinierte Erythrozyten der Maus, Ehrlich-Aszites-Tumorzellen und SOV 16-Aszites-Tumorzellen der Maus, nicht aber S_aI_a-Aszites-Tumorzellen der Maus.

Das Viscum-Lektin weist entsprechend dieser Befunde andere Rezeptoren auf Tumorzellen nach als beispielsweise die Lektine aus *Helix pomatia* oder *Agrotis segetum* (N-Acetyl-D-Galaktosamin), aber auch andere Rezeptoren als das Lektin aus *Fomes fomentarius*, das wie das Viscum-Lektin ein antigalaktosyl-spezifisches Lektin ist (PARDOE u. a., 1970):

	Erythrozyten	Maus-Aszites-Tumorzellen	
	Maus	MV 276 AP 108/2	Ehrlich
Viscum-Lektin	–	+++	+++
Fomes fomentarius Lektin	–	–	+++

Diese Unterschiede sind sicher nicht allein auf die Beweglichkeit der Rezeptoren der Zellmembran („Clustering") zurückzuführen. Es ist ebenso an neue oder veränderte Strukturen der Zellmembran zu denken.

Der Einsatz „tumorspezifischer" Lektine hat unser Wissen über die Vorgänge an den Membranen von Tumorzellen, das Verschwinden oder Hervortreten von Rezeptoren, der Mobilität bzw. der Veränderung von Rezeptoren beträchtlich erweitert.

Die hohe Zytotoxizität des Viscum-Rohextraktes ließ sich durch Reinigung des Lektins über Sephadex-Gelchromatographie und Affinitätschromatographie weitgehend entfernen. Dennoch scheiterten bisher alle Versuche, Human-Lymphozyten zu stimulieren. Die mikroskopische Auswertung zeigte jeweils noch toxische Einflüsse.

9. Die Toxine der Mistel

9.1. Toxine des Viscum-Lektins

Aus den Versuchen mit Lymphozyten und Aszites-Tumorzellen hatten wir die Erkenntnis gewonnen, daß alle Präparationen des Viscum-Lektins mehr oder weniger toxische Bestandteile enthalten, die sich auch mit den unterschiedlichsten Reinigungsverfahren bisher nicht abtrennen ließen. Es muß daher angenommen werden, daß toxische Bestandteile zum Lektin gehören, bzw. daß das Lektin toxische Eigenschaften hat.

Die toxischen Eigenschaften von Mistelinhaltsstoffen sind seit langem experimentell nachgewiesen (KOCH, 1938), waren aber wahrscheinlich schon vor unserer Zeitrechnung bekannt. Hinweise finden sich bereits in der Mythologie.

Die toxischen Eigenschaften der Mistelextrakte wurden von uns in folgenden Experimenten gefunden (Soweit die Reaktionen bereits an anderer Stelle beschrieben wurden, erfolgt nur ein kurzer Hinweis.):

1. Toxizität in vivo gegenüber Mäusen und Kaninchen.
   Viscum-R ist toxisch gegenüber Mäusen und Kaninchen. Viscum-R (7) 4/76 (Titer 1 : 128 gegen Human-B-Erythrozyten) und Viscum-Lektin (Titer 1 : 128/0,4 mg/ml) wurden in Verdünnungen Kaninchen in die Ohrvene und Mäusen in die Schwanzvene gegeben und die LD_{50} bestimmt. Sie betrug für

Kaninchen:	Viscum-R	=	5 µg/kg Kaninchen
	Viscum-Lektin	=	25 µg/kg Kaninchen
	Viscum-Lektin „rein“	=	200 µg/kg Kaninchen
Maus:	Viscum-R	=	20 µg/kg Maus
	Viscum-Lektin	=	80 µg/kg Maus
	Viscum-Lektin „rein“	=	400 µg/kg Maus

2. Die Toxizität der Fraktionen F_1, F_2, F_3, F_4 (eines über Sephadex G 75 gereinigten und fraktionierten Rohextraktes) wurde gegenüber Aszites-Tumorzellen von Mäusen in vitro getestet.

Die Toxizität der Fraktionen F_3 und F_4 war hoch und lag nur wenig unter der von Viscum-R. Die Fraktionen F_1 und F_2 (lektinhaltig) waren deutlich weniger toxisch. Human-Leukozyten überlebten Konzentrationen von 7,5 g/l Proteingehalt für 4 Std.

Mistelfraktionen, die wir durch Trennung an DEAE-Cellulose (die Trennung wurde freundlicherweise von KÜHNEMUND, Jena, vorgenommen) erhielten, zeigten ähnliche Ergebnisse: In Fraktion I toxische Bestandteile ohne begleitende Agglutinationsfähigkeit und in Fraktion II, III und IV Toxizität und Agglutination.

Der an das vernetzte IgG nicht gebundene Anteil von Viscum-R (Viscum-Ü) enthält Toxine, die auch bei Zusatz steigender Mengen einer Suspension von vernetztem IgG nicht gebunden wurden. Das beweist ebenfalls die Unterschiedlichkeit der Toxine.

Schon frühere Versuche ergaben Hinweise darauf, daß möglicherweise zwischen dem Lektin und bestimmten Toxinanteilen Wechselwirkungen bestehen, wobei PROKOP (1966) das sogenannte „OGATA-MATUHASI-Phänomen" zur Deutung solcher Beziehungen mit in Betracht zog.

Im Zusammenhang mit dieser Wechselwirkung schrieben wir früher (LUTHER u. a., 1974), daß die von verschiedenen Autoren „berichteten kurativen Effekte von Mistelpräparaten darauf beruhen könnten, daß — postoperativ — einzelne metastasierende Tumorzellen durch das Viscum-Lektin gebunden werden und durch das mit dem Lektin assoziierte Toxin abgetötet werden und so ein erneutes Angehen des Tumors verhindert bzw. gehemmt werden könnte" (es wurde über signifikant bessere 5-Jahre-Überlebensraten berichtet). Aus heutiger Sicht könnte ergänzt werden, daß galaktosebindende Lektine eine spezielle Rolle bei der so bezeichneten „liver clearance" von Asialoglykosubstanzen von Zellen, also auch tumortransformierten Zellen spielen könnten und daß das Viscum-Lektin als Anti-Galaktosyl-Lektin hier eingereiht werden muß. Das gemeinsame Vorhandensein von Lektin und Toxin auch an Viscum-Lektin „rein" konnten wir auch experimentell belegen.

Die Herkunft der Toxine konnte soweit geklärt werden, daß sie nicht Toxine der Wirtspflanze sein konnten, da sowohl Lektinpräparationen von Wirtspflanzen mit Toxinen (z. B. Robinie) als auch Wirtspflanzen ohne Toxine (z. B. Apfel) untersucht wurden und keine Unterschiede in der Toxizität der Mistelextrakte gefunden wurden.

Unsere Unterteilung in Toxine der Mistel, die nicht mit den von SAMUELSSON (1973) beschriebenen Viscum-Toxinen A_2, A_3 und B identisch sind (zu große MG-Unterschiede!), zeigt die folgende Übersicht: (s. S. 73)

Die Viscotoxine (SAMUELSSON, 1973) wurden mit MG 4800 bis 5300 angegeben. Die an „Viscum-Lektin rein" noch nachgewiesenen toxischen Eigenschaften sind entweder als weiteres eigenes Toxin zu bezeichnen: „L_2" oder sind nicht abtrennbare Reste des Viscum-Toxins „L_1", oder das Lektinmolekül selbst hat toxische Eigenschaften.

Unter der Voraussetzung, daß dieses Toxin vom Lektin trennbar ist, müßte es die gleiche Zuckerspezifität und das gleiche MG (60000) wie das Lektin besi zen und über Ionenbindung oder hydrophobe Wechselwirkung mit dem Lektin verknüpft sein und aus Untereinheiten bestehen, die über kovalente Bindung verknüpft sind, da bei den verschiedenen Präparationen in der PAGE kein toxinfreies Lektin präpariert werden konnte.

VESTER präparierte 1968 ein „toxinfreies canzerostatisches Protein" (z. B. Fraktionen 161) mit einem MG 60000. Inwieweit dieses Protein mit dem Lektin aus *Viscum album* identisch ist, läßt sich nicht nachprüfen. Uns gelangen völlig

Übersicht toxischer Bestandteile der Mistel

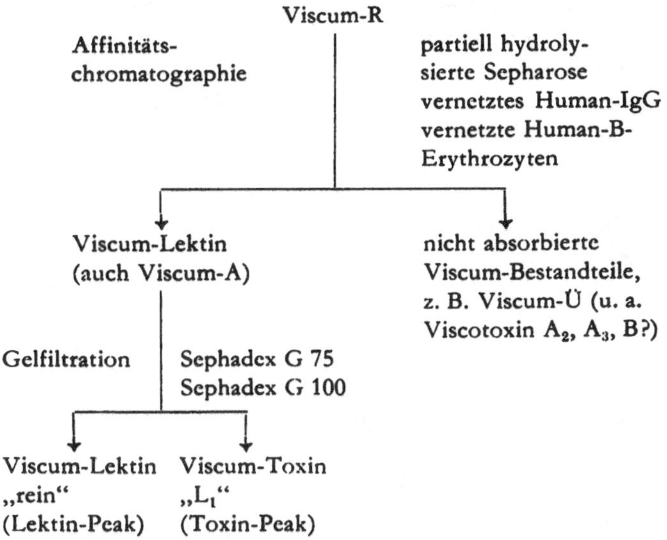

toxinfreie Lektinpräparationen ebensowenig wie ZISKA und FRANZ (1977, 1978). Auch ein von SAMTLEBEN (1979) über partiell hydrolysierte Sepharose, Elution mit 0,1 M Laktose und Sephadex G 100 präpariertes Lektin hatte die gleichen Eigenschaften (PAGE, Erythrozytenagglutination, Toxizität) wie das von uns gewonnene gereinigte Lektin.

Dabei ist zu beachten, daß die Bezeichnung „toxinfrei“ durchaus nicht einheitlich gebraucht wurde. VESTER (1968) gibt für sein kanzerostatisches Protein (Fraktion 161) eine Toxinwirkung von 0,07 mg/kg Maus bei i.p. Immunisierung an, die gerade noch vertragen wird.

Beim Ricinus-Lektin, bei dem die Lektin/Toxin-Verhältnisse offensichtlich ähnlich dem Viscum-Lektin sind, wird ein toxinfreies Lektin (Ricinus-Agglutinin) und toxinhaltiges Lektin unterschieden. Als Gradmesser der „Toxinfreiheit“ wurde die erfolgreiche (OLSNES, 1978) Immunisierung von Mäusen und eine LD_{50} für Mäuse von 200 μg/kg Maus gewertet. Bei dieser Betrachtungsweise könnte das gereinigte Viscum-Lektin ebenfalls als toxinfrei bezeichnet werden (400 μg/kg Maus).

Durch die weitgehende Abtrennung toxischer Bestandteile vom ektin durch anschließende Gelfiltration nach der Affinitätschromatographie wurde in ähnliche Lektin/Toxin-Verhältnisse wie bei *Ricinus communis* gedacht. Die Extinktionskurven der abschließenden Gelfiltration (G 100) waren bei der *Ricinus communis*-Präparation (SAMTLEBEN, 1979) praktisch identisch denjenigen bei der Viscum-Lektin-Gewinnung.

Wir schließen daraus vorsichtig: das mit dem Lektin assoziierte Toxin könnte ein MG von etwa 57000 besitzen (ähnlich den Verhältnissen bei *R. communis*!) und muß in sehr geringer Menge vorliegen (sehr schwache Anfärbbarkeit mit Amidoschwarz oder Coomasie brillant blau). Die Bande MG 31000 kann eine Subeinheit des Toxins sein, während die zweite Subeinheit des Toxins sich unter einer Subeinheit des Lektins (z. B. der Subeinheit MG 29000) verbirgt (siehe Abb. 21).

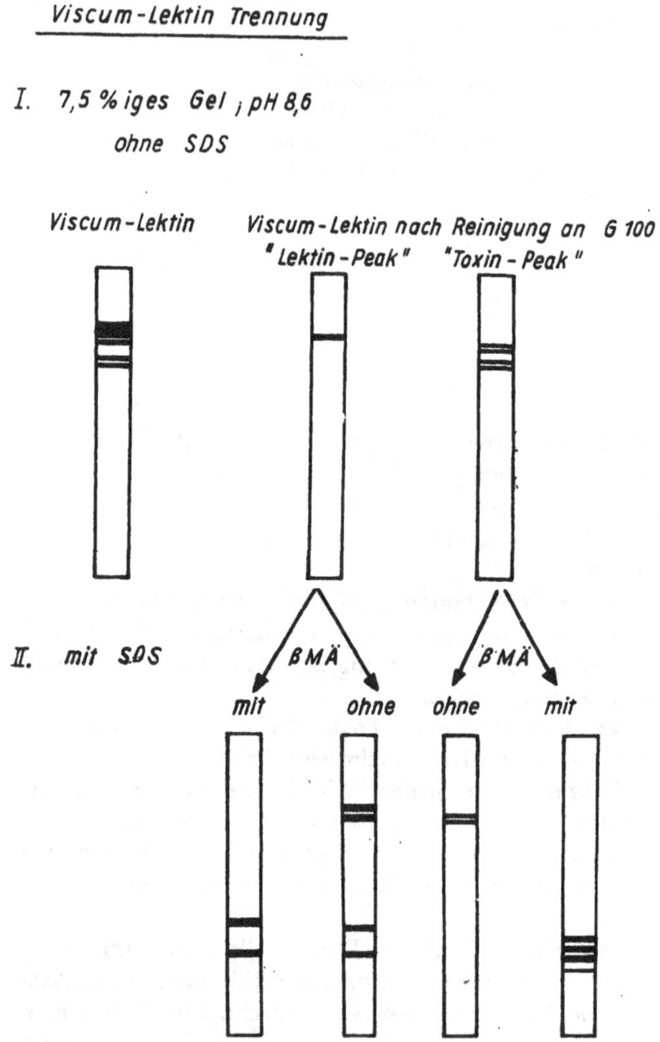

Abb. 21. Polyacrylamidgelelektrophoresen von Viscum-Lektin (Lektin-Peak und Toxin-Peak nach Gelfiltration an Sephadex G 75). Die Elektrophorese wurde mit und ohne β-Merkaptoäthanol (β-MÄ) durchgeführt und in Gegenwart von SDS (schematische Darstellung.)

Tabelle 21. Agglutination verschiedener Erythrozyten (3× gewaschen) mit dem „Lektin-Peak" und dem „Toxin-Peak" des Viscum-Lektins. Die Versuche wurden auf Mikrolitertitrierplatten mit Mikroliterpipetten (20 μl) durchgeführt und nach 30 Min. abgelesen.

Viscum-Lektin	Erythrozyten	Endtiterstufe Medianwert aus 3 Versuchen
Viscum-Lektin	Human A_1	2048
„Lektin-Peak"	A_2	2048
(0,9 g/l)	B	4096
	0	1024
	Meerschwein	1024
	Kaninchen	4048
	Hamster	256
Viscum-Lektin	Human A_1	4
„Toxin-Peak"	A_2	8
(0,65 g/l)	B	16
	0	2
	Meerschwein	2048
	Kaninchen	2048
	Hamster	256

Tabelle 22. Agglutinationstiter und Toxintiter von Viscum-R gegenüber Ehrlich-Aszites-Tumorzellen der Maus. Reaktionen auf Glastüpfelplatten, Reaktionszeit: 30 Min. RT. Die Zahlen bedeuten abgestorbene Zellen in %

	NaCl	Agglutinationstiter				
	Kontrolle	128	256	512	1024	2048 bis 32000
Viscum-R	—	+++	++	+	—	— —
	15	95			95	60

Die bei der Reinigung an Sephadex G 75 erkennbaren Peaks (auf Abb. 8 die Fraktionen 26—32 und 35—40) wurden getrennt gesammelt und nochmals über Sephadex G 100 gereinigt und im Agglutinationstest untersucht. Dabei zeigte sich, daß beide Peaks die untersuchten tierischen Erythrozyten etwa gleich stark agglutinierten, in bezug auf menschliche Erythrozyten jedoch unterschiedlich waren (Tab. 21, 22).

Quantitative Angaben zur Toxizität der Mistelinhaltsstoffe machte bereits GAULTIER (1907), der 1907 und 1908 beschrieb, daß die tödliche Dosis von Mistelextrakten bei i.v.-Injektionen beim Hund „5—6 ml Dekokt", was etwa 5—6 ml

Viscum-R gleichzusetzen wäre, beträgt. Bei einer grob geschätzten Umrechnung auf einen Hund von 20 kg wäre das eine LD_{50} von 250 µl/kg Hund. Das entspricht etwa unserer LD_{50}-Ermittlung für Mäuse. KOCH berichtete 1938, daß 1 g frische Mistelpflanze — das entspricht nach eigenen Untersuchungen etwa 4 ml Viscum-R — bei i.v.-Injektionen 60 kg Maus (das ergäbe bei einer 15g-Maus eine LD_{50} von 280 µl Viscum-R) und 600 kg Kaninchen töten.

ZIPF errechnete 1950 eine LD_{50} von 0,2—0,4 mg Viscotoxin (nicht näher definiert) je kg weiße Ratte.

9.2. Beziehungen zwischen Lektin und Toxin mit Lypmhozyten, Leukozyten und Makrophagen

Unsere früheren Versuche brachten die Bestätigung von KOCH (1938) oder VESTER (1968), daß in Mistelextrakten starke zytotoxische Substanzen enthalten sind. In Viscum-R fanden wir gegenüber Ehrlich-Aszites-Tumorzellen eine zytotoxische Wirkung, die um ein vielfaches höher liegt, als die Agglutination (Tab. 22).

Die hohe Toxizität des Rohextraktes gegenüber Ehrlich-Aszites-Tumorzellen wurde nach einer Fraktionierung von Viscum-R über Sephadex G 75 nicht mehr gefunden. Bei gleicher Agglutinationsstärke gegenüber dem Rohextrakt wurden nur schwache, toxische Wirkungen auf EATM nachgewiesen.

Tabelle 23. Agglutinationstiter von Meerschweinchenmakrophagen (3%ige Suspension) mit einem Viscum-Lektin (0,7 g/l). Die Zahlen bedeuten abgestorbene Zellen in %, gemessen mit Trypanblau bei mikroskopischer Auswertung (Agglutination 30 Min., Trypanblaueinwirkung 2 Min.).

NaCl	Titer									
Kontrolle	1:2	4	8	16	32	64	128	256	512	1024
—	++++	++++	++++	+++	+++	++	+	+—	—	—
10	15			12			8	8		

Gegenüber Meerschweinchenmakrophagen wurde mit dem Viscum-Lektin keine oder eine geringe zytotoxische Wirkung erzielt, obwohl die Zellen stark agglutiniert wurden (siehe Tab. 23).

Im Zytotoxtest mit Trypanblau wurden an Leukozyten ebenfalls keine oder sehr geringe toxische Einflüsse durch das Lektin gefunden. 7,5 mg Lektin (0,75 mg/100 ml) Leukozytensuspension waren nicht toxisch bzw. verursachten keine Histaminfreisetzung, die bei einem toxinbedingten Absterben der Zellen zu erwarten wäre.

9.3. Mitogenität des Viscum-Lektins

Verschiedene Versuche, menschliche Lymphozyten mit dem Viscum-Lektin zu stimulieren, scheiterten an der auch bei hoher Verdünnung noch wirksamen Zytotoxizität. Auch bei Einsatz der lediglich über Sephadex G 75 fraktionierten Probe F_2 wurde gegenüber Lymphozyten eine hohe Toxizität gefunden.

Bei Einsatz der Fraktion F_2 wurde eine toxische Wirkung bis zur Verdünnung von 0,0004 g/l Zellkultur gefunden, unterhalb von 0,0004 g/l (4 ng/ml) sahen wir keine toxische und keine mitogene Wirkung. Bei Verwendung des gereinigten Lektins waren 0,0025 g/l (25 ng/ml) Zellkultur noch toxisch (LUTHER, 1980). Auch nach Neuraminidasebehandlung der Lymphozyten konnten wir keine Stimulation erreichen (LUTHER u. a., 1980).

Tabelle 24. Toxinwirkung von Viscum-Lektin „rein", 0,04 g/l (0,4 mg/ml) auf menschliche Lymphozyten und Leukozyten bzw. Makrophagen vom Meerschwein in Abhängigkeit von der Zeit. Alle Zellen wurden in RPMI (Gibco)-Zellmedium bei 310 K (37 °C) bis zum Test aufbewahrt. Die Zahlen bedeuten tote Zellen in %. Anfärbung mit Trypanblau (0,5%). n. t. = nicht getestet

Zeit	Kontrolle (kein Lektin)	Lymphozyten (Human)	Leukozyten (Human)	Makrophagen (Meerschweinchen)
30 Min.	0	n. t.	0	0
1 Std.	0	0	0	0
2 Std.	0	0	0	0
4 Std.	0	n. t.	5	0
6 Std.	0	20	10	10
24 Std.	0	25	n. t.	n. t.
48 Std.	5	25	n. t.	n. t.
72 Std.	5	35	n. t.	n. t.

Die Toxizität gegenüber Zellen wurde bereits beschrieben. Es sollte weiterhin geprüft werden, ob methodisch bedingte Unterschiede in der Inkubationszeit oder die Konzentration der Zellsuspension bzw. die Behandlung der Zellen Unterschiede in der Toxinwirkung auf die Zellen vortäuschen können. Dazu wurden verschiedene weiße Blutzellen in einem Ansatz geprüft (Tab. 24).

Zusammenfassend können die Wechselwirkungen zwischen dem gereinigten Lektin und lebenden Zellen auf Grund eigener Versuche wie folgt charakterisiert werden:

— Menschliche Lymphozyten von gesunden Personen bzw. auch erkrankten konnten durch das Viscum-Lektin nicht stimuliert werden. Das Lektin wirkte noch bis zu einer Verdünnung von 0,0004 g/l (4 ng/ml) Zellkultur toxisch. In subtoxischen Bereichen war auch keine Stimulation erkennbar.

— Nach Neuraminidasebehandlung der Lymphozyten war ebenfalls keine Stimulation der Lymphozyten erkennbar. Es zeigte sich in subtoxischen Bereichen keine Stimulation, bei höheren Konzentrationen eine toxische Wirkung.

— Menschliche Leukozytensuspensionen, die im Rahmen der Überprüfung einer Histaminausschüttung überprüft wurden, zeigten nach einer Inkubation bis zu 0,006 g/l (60 ng/ml) Leukozytensuspension nach 6 Std. keine (bzw. schwache) Zytotoxizität und keine Histaminausschüttung.

— Makrophagen von Meerschweinchen wurden von dem Lektin agglutiniert ohne einen deutlich erkennbaren zytotoxischen Einfluß auf die Zellen nach 30 Min. bis 6 Std.

— Ehrlich-Aszites-Tumorzellen von Mäusen wurden stark agglutiniert und zeigten nur geringe zytotoxische Einflüsse.

Auch mit dem Viscum-Lektin „rein“ konnte keine Stimulierung menschlicher Lymphozyten erreicht werden, vielmehr waren nach der Inkubationszeit von 72 Std. die Mehrheit der Lymphozyten abgetötet. Eine Trennung der beiden erkennbaren Peaks nach der Reinigung des Viscum-Lektins an Sephadex G 100 (siehe S. 73) und einer nachfolgenden starken Anreicherung der beiden Peaks (Lektin und Toxin des Viscum-Lektins) zeigte im LTT nach 72 Std. keine Stimulation. Im Zytotoxtest mit Trypanblau (nach 72 Std.) waren in der Probe mit

Viscum-Lektin	= 40% tote Zellen
Viscum-Lektin, Lektin-Peak	
— (= etwa Viscum-Lektin „rein“)	= 23% tote Zellen
— Toxin-Peak	= 90% tote Zellen.

Zur Überprüfung der Toxizität auf Zellen in Abhängigkeit von der Inkubationszeit wurden verschiedene Lymphozyten in einem Ansatz getestet. Lymphozyten sind danach etwas empfindlicher als Leukozyten.

Die unterschiedliche Zytotoxizität des Viscum-Lektins in bezug auf Human-Lymphozyten und Leukozyten bzw. Makrophagen von Meerschweinchen oder Aszites-Tumorzellen von Mäusen können wie folgt erklärt werden:

1. Die Unterschiede sind methodisch bedingt. Die Methode des Lymphozytentransformationstests, Histaminfreisetzungstests, Zytotoxtests oder Agglutinationstests bedingen unterschiedliche Inkubationszeiten zwischen Lektin und Zelle. Die Inkubationszeiten sind im LTT am längsten.

2. Auf den Oberflächen der Zellen sind spezielle Rezeptoren vorhanden, die mehr oder weniger spezifisch mit dem Toxin des Viscum-Lektins reagieren. Diese Rezeptoren sind beispielsweise auf Leukozyten oder Makrophagen in geringer Zahl vorhanden oder nicht zugänglich, wohl aber auf Lymphozyten.

Das unter 2. Genannte erscheint möglich, da auch für eine Stimulierung von Lymphozyten wahrscheinlich ganz spezielle Rezeptoren auf der Lymphozytenoberfläche verantwortlich sind (UHLENBRUCK, 1977).

Obwohl die Wechselwirkungen der Lymphozyten und der Rezeptoren auf ihrer Oberfläche mit Lektinen, die zur Stimulation des Lymphozyten, zur Blast-Transformation, führen, in aller Welt erforscht und praktiziert wurden, ist ihr Mechanismus bis heute weitgehend unklar.

Einige Lektine stimulieren, andere Lektine mit der gleichen Zuckerspezifität nicht (siehe Tab. 25).

Tabelle 25. Human-Lymphozyten stimulierende Lektine (Literaturzusammenstellung mit wenigen Lektinen).

Lektin	Zuckerspezifität	Lymphozytenmitogen[1]) ja	nein
Canavalia ensiformis	D-Man, D-Glc.	×	
Pisum sativum	D-Man, D-Glc.		×
Lens culinaris	D-Man, D-Glc.	×	
Vaseolus vulgaris	GAL NAc	×	
Helix pomatia	Gal NAc		×
Phaseolus coccineus	Gal NAc		×
Sophora japonica	Gal NAc		×

[1]) Unbehandelte Lymphozyten

Durch DILLNER u. a. (1975) wissen wir, daß allein die Bindung des Lektins an Lymphozyten nicht zur Stimulation führt. Anti-A_{HP}, das Lektin aus *Helix pomatia*, reagiert spezifisch über einen sogenannten „*Helix pomatia*-Lymphozyten-Rezeptor“ mit bestimmten Lymphozytenpopulationen. Nach DILLNER u. a. (1975), UHLENBRUCK u. a., 1977 und 1978 führt die Reaktion des *Helix-pomatia*-Lektins mit den Lymphozyten jedoch zu keiner Transformation zu Lymphoblasten.

Die mitogene Wirkung von Lektinen ist für Lymphozyten verschiedener Spezies unterschiedlich. Das gegenüber menschlichen Lymphozyten mitogene Invertebraten-Lektin aus *Tridacna maxima* (UHLENBRUCK, 1975, BALDO, 1975) wirkt nicht mitogen auf Rinderlymphozyten (NEWMAN u. a., 1977).

Die Vielfalt der Vorgänge an der Lymphozytenoberfläche, die zur Transformation führen, wird dadurch weiter veranschaulicht, daß bestimmte Lymphozytenpopulationen unterschiedlich durch einzelne Lektine stimulierbar sind. Das eben erwähnte „Tridacnin“ (β-galactosylspezifisch) stimuliert Human-B- und T-Lymphozyten gleichermaßen, vor und nach Neuraminidasebehandlung. Ein anderes β-galactosylspezifisches Lektin (aus *Axinella polypoides*) stimuliert dagegen nach PHILIPPS u. a. (1976) speziell T-Lymphozyten.

Tabelle 26. Agglutinationsergebnisse verschiedener Viscum-Präparationen mit menschlichen Erythrozyten und Aszites-Tumorzellen der Maus und Überprüfung der Toxizität, gemessen mit Trypanblau und mikroskopischer Auszählung.
(Die Zahlen unter der Agglutinationsstärke = Tote Zellen in %)

Fraktion	Zelltyp	Kontr.	Titer 1:2	4	8	16
Viscum-R	human. Ery. B.		++++	++++	++++	+++
	Aszites	—	++++	++++	++++	++++
	Ehrlich	12	100			90
	Sa/Ia	—	++++	++++	++++	+++
		18	100			95
	SOV_{16}	—	++++	++++	++++	++++
		10	100			90
F_1	human. Ery. B.		++++	++++	++++	+++
	Aszites	—	++++	++++	++++	++++
	Ehrlich	15	25			18
	Sa/Ia	—	++++	++++	+++	+++
		20	40			
	SOV_{16}	—	++++	++++	++++	++++
		10	25			15
F_2	human. Ery. B.		++++	++++	++++	++++
	Aszites	—	++++	++++	++++	++++
	Ehrlich	12	40			25
	Sa/Ia	—	++++	++++	++++	+++
		15				
	SOV_{16}	—	++++	++++	++++	++++
		8	40			30
F_3	human. Ery. B.		—	—	—	—
	Aszites	—	+—	—	—	—
	Ehrlich	15	60			50
	Sa/Ia	—	+—	—	—	—
	SOV_{16}	10	50			45
F_4	human. Ery. B.		—	—	—	—
	Aszites	—	+—	—	—	—
	Ehrlich	13	88			65
	Sa/Ia	—	+—	—	—	—
		18				
	SOV_{16}	—	—	—	—	—
		12	64			60

32	64	128	256	512	1024	2048	4096	8192
+++	++	+	–	–	–			
++++	+++	+++	++	+	+	–	–	–
				70				
+++	++	+	(+–)	–	–	–	–	–
				70				
++++	+++	+++	+++	++	++	+	(+–)	–
				65				
+++	++	+	–	–	–			
++++	+++	++	++	+	+	–	–	–
				16				
++	++	+	+	–	–	–	–	–
++++	+++	+++	++	++	++	+	+–	–
				12				
++	+	+–	–	–	–			
+++	+++	+++	++	++	+	–	–	–
				20				
+++	++	+	+	–	–	–	–	–
++++	++++	+++	+++	+++	++	++	+	+–
				20				
–	–	–	–	–	–	–	–	–
–	–	–	–	–	–	–	–	–
				35				
–	–	–	–	–	–	–	–	–
				40				
–	–	–	–	–	–	–	–	–
–	–	–	–	–	–	–	–	–
				45				
–	–	–	–	–	–	–	–	–
–	–	–	–	–	–	–	–	–
				55				

Tabelle 26 (Fortsetzung)

Fraktion	Zelltyp	Kontr.	Titer 1:2	4	8	16
Viscum-	human. Ery. B.		++++	++++	+++	+++
Lektin „rein"	Aszites	—	++++	++++	++++	++++
	Ehrlich	19	20			20
	Sa/Ia	—	++++	+++	+++	+++
		20	25			
	SOV_{16}	—	++++	++++	++++	++++
		15	15			15

Ähnlich verhält es sich auch mit dem β-galactosylspezifischen Lektin aus *Arachis hypogaea* (Uhlenbruck u. a., 1969), das mit unbehandelten Zellen nicht reagiert, nach Neuraminidasebehandlung der Lymphozyten diese jedoch stimulieren kann. Erst nach Abspalten der Neuraminsäure aus Rezeptoren werden Strukturen frei, mit denen das Arachis-Lektin reagieren kann, was zur Stimulation führt. Auch hier handelt es sich um eine spezifische T-Zell-Stimulation (Novgoredsky u. a., 1977, Newman u. a., 1978). Auch das Lektin aus *Robinia pseudoacacia*, der Wirtspflanze des von uns benutzten *Viscum-album*-Materials, ist mitogen und stimuliert nur T-Lymphozyten (Sharif u. a., 1977). Sharif u. a. (1978) fanden weiter, daß der Thymidineinbau in Lymphozyten (gesamt) höher als bei Kulturen mit „reinen" B- oder T-Zellfraktionen war. Sie konnten zeigen, daß es in Gegenwart von T-Zellen und Robinia-Lektin zu einer Proliferation von B-Zellen kommt (Aktivierung von B-Zellen).

Reaktionen zwischen weißen Blutzellen und dem Viscum-Lektin wurden auch von Scherbaum u. a. (1978) vorgenommen (am Meerschweinchen) und führten zu folgenden Resultaten:

Das Viscum-Lektin führte in Lymphozytenkulturen zu keiner Stimulation, da 0,0025—0,008 g Lektin/l Zellkultur (1×10^6/l Lymphknotenzellen von Meerschweinchen) im LTT keine Stimulation zeigten, Con A unter gleichen Bedingungen führte jedoch zu einer sehr guten Stimulation. Im Zytotoxtest wurden nach 6 Stunden nur tote Zellen beobachtet.

Die Ausbreitung von Makrophagen des Meerschweinchens wurde durch das Viscum-Lektin (ebenso wie durch Con A als Kontrolle) von 0,01—0,00001 g/l (100—0,1 μg/ml) verhindert.

Eine Toxizität des Viscum-Lektins für die Makrophagen wurde nicht angenommen, da 80% der gehemmten Zellen bei anschließender Inkubation mit 1%iger Neutralrotlösung noch zur Phagozytose fähig waren.

Auch mit Leukozyten wurden ähnliche Resultate erzielt. Viscum-Lektin hemmte die Auswanderung von Meerschweinchenleukozyten im Leukozytenmigrationstest nach 2 bzw. 21 Stunden in Abhängigkeit von der Konzentration

32	64	128	256	512	1024	2048	4096	8192
++	++	+	–	–	–			
+++	+++	+++	++	+	+	–	–	–
				20				
++	+	+	–	–	–	–	–	–
++++	+++	+++	+++	++	++	+	+	+
				15				

(0,001 g/l—0,01 g/l). Ähnliche Ergebnisse wurden mit Con A als Kontrolle erreicht.

Die hier gefundenen Resultate stehen in sehr guter Übereinstimmung mit unseren Ergebnissen mit menschlichen Leukozyten und Lymphozyten des peripheren Blutes bzw. mit Meerschweinchenmakrophagen.

9.4. Toxin/Lektin-Beziehungen und Tumorzellen

Gegenüber Aszites-Tumorzellen der Maus erzielten wir in Abhängigkeit von der Agglutination der Zellen die in der Tabelle 26 dargestellten Ergebnisse. Es wurde dabei die hohe Toxizität der Fraktionen F_3 und F_4 sowie des Rohextraktes bestätigt. Die Einwirkungszeit des Lektins bzw. Toxins auf die Zellen betrug hier jedoch nur 30 Min. RT, so daß die Zytotoxwerte nicht direkt mit denen im LTT (48—72 Std.) verglichen werden können.

Wir hatten schon berichtet, daß man davon ausgehen kann, daß bereits im Altertum die Toxine der Mistel und möglicherweise sogar ihre allein parenterale Wirkung bekannt waren. Offensichtlich hat man aber im Mittelalter und noch lange danach diesen Berichten nicht geglaubt und ging davon aus, daß die Mistel nicht giftig sei, während andere Autoren wieder die Mistel für giftig hielten. TUBEUF führt in seiner „Monographie der Mistel" (dem bis heute wohl umfangreichsten Werk über die Mistel) viele Autoren und entsprechende Zitate für „giftig" oder „nicht giftig" an und kommt zu dem folgenden Schluß (Zitat aus TUBEUF (1923)): „Eigene Beobachtungen: Ich habe von einem Apfelbaum 25 Mistelbeeren mit den Samen zerkaut und heruntergeschluckt. Der Geschmack der zähklebrigen Beeren und der Samen ist fad, grasartig und vornehmlich durch die leimige Konsistenz der Beeren widerlich. Sie sind schwer herunter zu schlucken und ziehen im Mund weiße Fäden. Vergiftungserscheinungen aber traten keine ein, nur war der zurückbleibende Geschmack widerlich. ... Wären die Mistelbeeren wirklich giftig, hätte man gerade aus England, wo der Mistelkult in hoher

Blüte steht und Torten mit Mistelbeeren belegt werden, sicher mehr von dieser angeblichen Toxizität gehört ..."

Da Tiere vielfach von Misteln gefressen hatten und solche Versuche bekannt waren, hat sicher TUBEUF als hervorragender Mistelkenner davon gewußt. Dennoch kann man über solche Selbstversuche nur mit Hochachtung sprechen.

Ob TUBEUF seine Versuche vorgenommen hätte, wenn er die Toxizität parenteral verabreichter Mistelextrakte gekannt hätte (LD_{50} von 0,0005 g/kg Kaninchen)?

10. Anwendungsmöglichkeiten von Mistelinhaltsstoffen, insbesondere des Viscum-Lektins

10.1. Tumorimmunologie, Tumortherapie

Die größte Bedeutung bzw. ihr größtes Anwendungsgebiet könnten die Lektine in der Tumorimmunologie erlangen, da hier die Veränderung der tumortransformierten Zelle durch Veränderungen an der Zelloberfläche und ihrer Strukturen Bedeutung haben.

Unsere ersten Versuche (LUTHER u. a., 1974) mit tumortransformierten Zellen (z. B. Ehrlich-Aszites-Tumorzellen von Mäusen) und Erythrozyten der „Tumor-Mäuse" wie auch von gesunden Mäusen zeigten eindeutige Unterschiede in ihrer Agglutinierbarkeit mit Viscum-Lektin (siehe auch S. 80).

Die Reaktionen erfolgten stark mit den tumortransformierten Zellen und schwach oder gar nicht mit normalen Zellen (Milz-Zell-Suspension oder Erythrozyten). Die einzelnen experimentellen Ergebnisse des Viscum-Lektins mit Tumorzellen oder Kohlenhydratstrukturen, wie sie in den entsprechenden Kapiteln (siehe 8.4.) ausführlich dargestellt wurden, sollen hier nicht wiederholt werden. Vielmehr sollen weitere Einsatzmöglichkeiten dargestellt werden.

Die Interpretation der Vorgänge an Tumorzellmembranen und die Anwendungsmöglichkeiten von Lektinen, einschließlich des Viscum-Lektins, zur Aufklärung der Strukturen der Tumorzellmembran sind aktuell — auch wenn viele Fragen noch offen sind.

Die von uns bereits 1974 (PROKOP, GRAFFI, LUTHER, GAUWERKY, UHLENBRUCK) beschriebenen möglichen Ursachen der Transformation der Tumorzelloberfläche haben ihre Aktualität nicht verloren: Wir schrieben:

„1. Die Synthese ‚normaler' Zellstrukturen (z. B. Rezeptoren) ist (z. B. durch Einbau von sogenannten Tumor-Viren in die Zelle, speziell von Tumor-RNS in die RNS der Zelle) durch Veränderung des genetischen Codes der Zelle blockiert. Es bleiben dann sogenannte ‚Vorstufensubstanzen' (nicht fertig aufgebaute Rezeptoren) an der Zelloberfläche, die z. B. durch Lektine angezeigt werden können — auf Normalzellen lassen sich diese Strukturen nicht erfassen.

2. Die auch auf normalen Zelloberflächen vorhandenen Kryptantigene, bzw. Pseudokryptantigene (unzugänglich) kommen durch die Tumor-Transformation an die Oberfläche und sind durch bestimmte Lektine erreichbar."

Auch wenn Agglutinationsbefunde in diesem Zusammenhang einen etwas begrenzten Wert haben, können wir das Viscum-Lektin als „tumorspezifisch" ansehen.

Wenn sich auch heute noch keine praktischen diagnostischen Möglichkeiten für eine Tumorfrühdiagnostik ableiten lassen, kann das Viscum-Lektin zum Studium der Vorgänge an Tumorzellmembranen interessant bleiben.

Ein weiteres Anwendungsgebiet könnte die Tumortherapie sein.

Verschiedene Kliniken in Österreich, in der Schweiz und in der BRD haben über Erfolge in der postoperativen Behandlung von Tumorpatienten mit Viscumpräparaten berichtet. Nach Testung des Viscumpräparates „Iscador" schrieben wir 1974 (LUTHER und MEHNERT) ... „daß die beschriebenen kurativen Effekte darauf beruhen könnten, daß postoperativ metastasierende Tumorzellen durch das Viscum-Lektin gebunden und abgetötet werden (stärkere Bindung an Tumorzellen als an andere Zellen)".

Denkbar und eine weitere Erklärungsmöglichkeit für bessere 5-Jahre-Überlebensraten bei Tumorpatienten wäre auch eine allgemein positive Beeinflussung des Immunsystems durch Viscum-Präparate — z. B. durch unspezifische Stimulierung der zellvermittelten Immunabwehr.

Obwohl Mistelextrakte im Altertum und im Mittelalter praktisch in keinem Kräuterbuch zu fehlen scheinen und Misteln gegen eine große Zahl von Leiden benutzt wurden, sollen nach DAEMS (1974) keine Mistelextrakte gegen Krebs benutzt worden sein.

BELLMANN und DAEMS (1974) fanden trotz intensiver Nachforschungen in der alten Literatur bis PARACELSUS, daß aber erst STEINER (1920) Mistelextrakte gegen Krebs benutzte. Auch bei unseren Nachforschungen in der alten Literatur über die Verwendung von Mistelinhaltsstoffen fanden wir nichts im Zusammenhang mit Krebs. Von STEINER und dessen Schüler KAELIN wurden in der Zeit von 1920 bis 1935 mehrere Berichte über eine günstige Beeinflussung krebskranker Menschen durch Mistelextrakte berichtet, die Ergebnisse entbehrten jedoch noch exakter wissenschaftlicher Grundlagen.

Erste große experimentelle Studien zur Wirkung von Mistelextrakten auf das Tumorwachstum machte KOCH (1938), der an über 17000 Mäusen verschiedene Mistelextrakte prüfte und eine Verdünnung fand (1 : 5000—100000), bei der die Toxizität so gering war, daß die Tiere nicht starben, die nekrotisierende Wirkung auf das Tumorgewebe aber noch wirksam war. Aber auch KOCH konnte toxische und nekrotisierende Wirkung nicht voneinander trennen (siehe Parallelen zu unseren Untersuchungen Lektin—Toxin!).

Für ähnliche Vorgänge gibt es Hinweise aus der Literatur. NICOLSON schrieb 1974, daß tumortransformierte Zellen im Gegensatz zu nichttransformierten Zellen bei Zugabe von niedrigen Konzentrationen von Ricin mit „cluster formation" reagierten und agglutiniert wurden. Bei höheren Konzentrationen wurden jedoch alle Zellen agglutiniert. Die stärkere Agglutinierbarkeit tumortransformierter Zellen durch Lektine beschrieben auch in einer Reihe von Übersichtsarbeiten über Lektine SHARON (1977), PROKOP u. a. (1968, 1974), SCHNITZLER u. a. (1968 und 1978), UHLENBRUCK u. a. (1978), BECKER u. a. (1975), EMMELOT u. a. (1973), GAHMBERG u. a. (1975) und KURTH u. a. (1975).

Neue Möglichkeiten in der Tumordiagnostik auf Grund der Erkennbarkeit tumortransformierter Zellen durch die sogenannten „tumorspezifischen Lektine" wie WGA, Con A, Anti-A_{HP}, Arachis-Lektin oder Viscum-Lektin sehen auch HANFLAND und UHLENBRUCK (1978):

1. Einsatz markierter „Anti-Tumorlektine" in der Immunhistologie als weitere, zusätzliche Diagnostik.
2. Neben der Bestimmung des CEA im Serum wäre die Bestimmung des T-Antigens bei T-antigentragenden Tumoren wertvoll.

Klinische Versuche beim Einsatz von Viscum-Präparaten in der Tumortherapie wurden mit folgenden Ergebnissen veröffentlicht:

GAUBATZ (1973) verglich eine Viscum-Therapie (Viscum-Präparat) bei Patienten mit Bronchialkarzinom mit üblichen Chemotherapieformen über 7—10 Jahre und schrieb zusammenfassend, ... „daß die postoperative Nachbehandlung mit Viscum-Präparaten, über deren Ergebnisse erstmalig berichtet werden kann, zu Überlebenszeiten führte, wie sie bisher zur Verhinderung von Rezidiven oder Metastasen durch keines der bekannten Cytostatica beim Bronchialkarzinom erreicht werden konnte."

LEROI (1975) berichtet über bessere Überlebensraten bei Patienten mit Magen-, Darm-, Mamma-, Unterleibs-, Blasen-Karzinomen sowie Retikulum-Zell-Sarkomen und Melanomen durch Nachbehandlung mit *Viscum-album*-Präparaten gegenüber Patienten, die diese Zusatzbehandlung nicht erhielten. PRIMER (1974) fand nach der Viscum-Behandlung eine „Tendenz zu steigender Transformationsneigung" in Lymphozytentransformationstesten.

GÜNCZLER und SALZER (1969) berichteten über eine Statistik mit 61 Patienten (Mamma-Ca), nach der die Patienten, die mit einem Viscum-Präparat behandelt wurden, gegenüber einer Kontrollgruppe signifikant 3 Jahre länger lebten.

ZSCHIESCHE (1966) beschreibt einen Anstieg der Phagozytose-Aktivität des reticulohistiocytären Systems bei i.v. und i.p. Injektionen von Viscum-Präparaten bei Mäusen.

SALZER berichtet 1975 von 48 Patienten mit Bronchialkarzinom vergleichbarer Stadien, wovon 37 postoperativ das Viscum-Präparat zur Therapie erhielten. SALZER fand bei 37 mit Viscum-Präparaten behandelten Patienten eine 3—5 Jahre Überlebensrate von 60% — bei 21 nichtbehandelten Patienten eine Überlebensrate von 21%. Zu ähnlich guten Ergebnissen kam SALZER bei operierten Magenkarzinomen. LUSZA u. a. berichteten 1976 über gute Ergebnisse mit Viscum-Präparaten bei der Behandlung des Brustkrebses.

Mit der Lukas-Klinik in der Schweiz befaßt sich ein ganzes Institut und eine Klinik mit der Behandlung Krebskranker mit dem Mistelpräparat „Iscador®" und es wurde über viele positive Behandlungsergebnisse (5- bzw. 10-Jahre-Überlebensrate) mit den verschiedensten Tumoren berichtet. Da große internationale Studien zur Behandlung von Tumoren mit Viscum-Präparaten jedoch noch fehlen, sollten die bisherigen Resultate optimistisch aber zurückhaltend diskutiert werden.

10.2. Serologie

Die Anwendungsmöglichkeiten von Lektinen in der Blutgruppenserologie beziehen sich einmal auf ihre Agglutination von Erythrozyten (siehe auch S. 58).

Wie beschrieben, läßt sich aus *Viscum album* ein schwaches, anti-B-spezifisches Lektin durch Verdünnen gewinnen. Lektine mit einer hohen Spezifität und hohem Titer für Human-B-Erythrozyten sind in der Natur selten. Das liegt vor allem in der weiten Verbreitung galaktosidhaltiger Strukturen in der Natur. Galaktosereste kommen in sehr vielen Glykoproteinen und auf fast allen Zellen mehr oder weniger gut zugänglich vor.

Das Viscum-Lektin reagiert aber ebenso mit Kohlenhydratstrukturen an Zelloberflächen (z. B. Erythrozyten), wie auch mit Zuckern, die Bestandteile bzw. Bausteine von Proteinen sind (Glykoproteine). Auf Grund dieser Tatsache werden verschiedene Serumglykoproteine, die endständig Galaktosidstrukturen enthalten, durch das Viscum-Lektin präzipitiert. Mit Hilfe von Lektinen — vor allem in Kombination von Lektinen verschiedener Zuckerspezifitäten — können die Struktur und der Aufbau solcher Glykoproteine erforscht werden. Behandelt man diese Glykoproteine mit Neuraminidase, wird die meist endständige Neuraminsäure abgebaut und die im „Innern" einer Kette befindlichen Kohlenhydrate oder die nach der Neuraminsäure folgenden Zucker werden für das Lektin erfaßbar. Im Reaktionsausfall mit dem einen oder anderen Lektin (je nach Zuckerspezifität) kann der Aufbau der Kohlenhydratanteile deutlicher charakterisiert werden. Auf diesem Wege haben wir zusammen mit Uhlenbruck alle wesentlichen Human-Serumproteine (31 gereinigte Human-Serumproteine, zur Verfügung gestellt von den Behring-Werken Marburg/Lahn) mit Neuraminidase behandelt (siehe Methoden) und in der Geldiffusion nach Ouchterlony mit dem Viscum-Lektin zur Reaktion gebracht. Das Ergebnis der Reaktionen zwischen dem Viscum-Lektin und den neuraminidasebehandelten Human-Serumproteinen ist in Tabelle 17 dargestellt.

Durch Kopplung des Viscum-Lektins an eine Sepharose 4B-Säule fanden Ziska und Franz (1978), daß IgM, α-2-Makroglobulin, Haptoglobin und β-Lipoprotein vollständig adsorbiert wurden, während IgG, IgA, Transferrin schwächer bzw. nur teilweise gebunden wurden. β-1c-Proteine und β-1a-Proteine ergaben keine Bindung an die Viscum-Lektin-Säule.

Als Erklärung für das unterschiedliche Adsorptionsverhalten sollten in erster Linie Unterschiede im Kohlenhydratanteil der Glykoproteine in Betracht kommen. Für die teilweise Adsorption von IgA und IgG könnte auch die Halbwertzeit der

Ig diskutiert werden — ebenso ist noch unklar, inwieweit es sich bei dem nicht vom Viscum-Lektin festgehaltenen Anteil des IgG um IgG-Subklassen handelt (IgG-1 bis IgG-4). Da IgA und IgG diejenigen Immunglobuline sind, die den geringsten Kohlenhydratanteil besitzen (3 bzw. 8% gegenüber 11—12% bei IgM, -D, -E), könnte auch das eine Rolle spielen.

Nach Markierung des Viscum-Lektins mit Ferritin konnten durch WAGNER u. a. (1978) Kohlenhydratrezeptoren auf verschiedenen Zellen elektronenmikroskopisch dargestellt werden. Es wurde gezeigt, daß menschliche A_1-Erythrozyten nur eine schwache Anlagerung des Ferritins zeigten, während Mäuse-Aszites-Tumorzellen (L 1210) sehr dicht markiert waren. Bei Gegenwart von Galaktose wurde keine Ferritin-Markierung nachgewiesen.

	Ah	Ab	HP	TM	TC	TD	TS	RR	Rc	Gj	Os	AP	Ap	Wf	Ai	GC	Ce	Pv	Va
Cholinesterase	Ah	Ab	HP	TM	TC	TD	TS	RR	Rc	Gj	Os	AP	Ap	Wf	Ai	GC	Ce	Pv	Va
α-2-HS-Glycoprotein		Ab							Rc				Ap	Wf	Ai	GC	Ce		
C-1-Inaktivator	Ah	Ab	HP	TM	TC	TD	TS	RR	Rc	Gj	Os		Ap	Wf	Ai	GC	Ce	Pv	Va
8-S-α-3-Glycoprotein	Ah	Ab	HP	TM	TC	TD	TS	RR	Rc	Gj	Os		Ap	Wf	Ai	GC	Ce	Pv	Va
Inter-α-trypsininhib.	Ah	Ab	HP	TM	TC	TD	TS	RR	Rc	Gj	Os		Ap	Wf	Ai	GC	Ce	Pv	Va
Fetuin	Ah	Ab		TM		TD			Rc	Gj	Os		Ap	Wf	Ai	GC		Pv	Va
β-2-Glycoprotein-III	Ah	Ab						RR							Ai	GC			
IgA	Ah	Ab	HP						Rc		Os		Ap	Wf	Ai	GC	Ce	Pv	Va
IgD	Ah	Ab						RR	Rc				Ap		Ai		Ce	Pv	
Antithrombin-III				TM					Rc				Ap	Wf	Ai	Q	Ce		Va
α-2-Macroglobulin				TM	TC	TD	TS	RR	Rc	Gj	Os	AP	Ap	Wf	Ai	GC	Ce	Pv	Va
Secretory component				TM	TC		TS	RR	Rc	Gj	Os		Ap	Wf	Ai		Ce	Pv	
IgG				TM													Ce	Pv	
IgM				TM	TC			RR	Rc		Os		Ap	Wf			Ce	Pv	
IgE				TM	TC	TD	TS	RR	Rc	Gj	Os	AP	Ap	Wf		GC	Ce	Pv	Va
Hemopexin				TM	TC	TD	TS		Rc	Gj	Os		Ap	Wf		GC	Ce	Pv	
Transferrin									Rc							mG			Va
α-1-acid-Glycoprotein				TM		TD	TS		Rc	Gj	Os		Ap			GC	Ce	Pv	Va
α-1-B-Glycoprotein						TD	TS	RR	Rc				Ap	Wf		GC	Ce	Pv	
3,1-S-α-2-Glycoprotein				TM		TD			Rc	Gj	Os		Ap			GC	Ce	Pv	
α-1-Antitrypsin					TC				Rc				Ap				Ce	Pv	
Gc-Globulin									Rc									Pv	
Prothrombin								RR	Rc		Os					GC			Va
C-3-Activator				TM	TC				mRc	j		AP	Ap			GC	Ce	Pv	
3,8-S-α-2-Glycoprotein									Rc				Ap	Wf		GC	Ce	Pv	
9,5-S-α-1-Glycoprotein						TD		RR	Rc			AP	Ap			GC	Ce	Pv	Va
Haptoglobin				TM	TC	TD	TS	RR	Rc	Gj	Os		Ap	Wf		GC	Ce	Pv	a
Thyroxinbinding Glob.				TM	TC	TD	TS	RR	Rc	Gj	Os		Ap	Wf		C	Ce	Pv	
β-2-Glycoprotein-I				TM	TC	TD			Rc	Gj	Os	AP	Ap	Wf		GC	Ce	Pv	
Coerüloplasmin					TC	TD	TS	RR	Rc	Gj	Os		Ap	Wf		GC	Ce	Pv	Va
α-1-Antichymotrypsin				TM	TC	TD		RR	Rc	Gj	Os		Ap	Wf		GC	Ce	Pv	Va
Factor VIII	Ah	Ab			TC	TD	TS		Rc							GC			
CEA				TM	TC	TD	TS							Wf		GC			

Abb. 22. Anwendungsmöglichkeiten von Lektinen zur Charakterisierung von Human-Serumglykoproteinen. Ah (*Arachis hypogaea*), Ab (*Agaricus bisporus*), HP (*Helix pomatia*), TM (*Tridacna maxima*), TC (*Tridacna crocea*), TS (*Tridacna aquamosa*), TD (*Tridacna derasa*), RR (*Rutilus rutilus*), Rc (*Ricinus communis*), Gj (*Glycine soja*), Os (*Ononis spinosa*), AP (*Axinella polypoides*), Ap (*Abrus precatorius*), Ce (*Canavalia ensiformis*), GC (*Geodia cydonium*), Pv (*Phaseolus vulgaris*), Va (*Viscum album*). (Aus UHLENBRUCK u. a., 1979.)

Mit Hilfe des Viscum-Lektins — vor allem aber in Kombination mit verschiedenen anderen Lektinen unterschiedlicher Zuckerspezifitäten können der Aufbau und die Struktur von Serumglykoproteinen erforscht werden. In sehr eindrucksvoller Weise haben UHLENBRUCK u. a. (1979) gezeigt, wie Serumglykoproteine mit verschiedenen Lektinen weiter charakterisiert werden können, wobei das Viscum-Lektin (in Abb. 22 „Va" bezeichnet) einen bescheidenen Beitrag liefert. Der Aufbau von Glykoproteinen kann mit Lektinen studiert

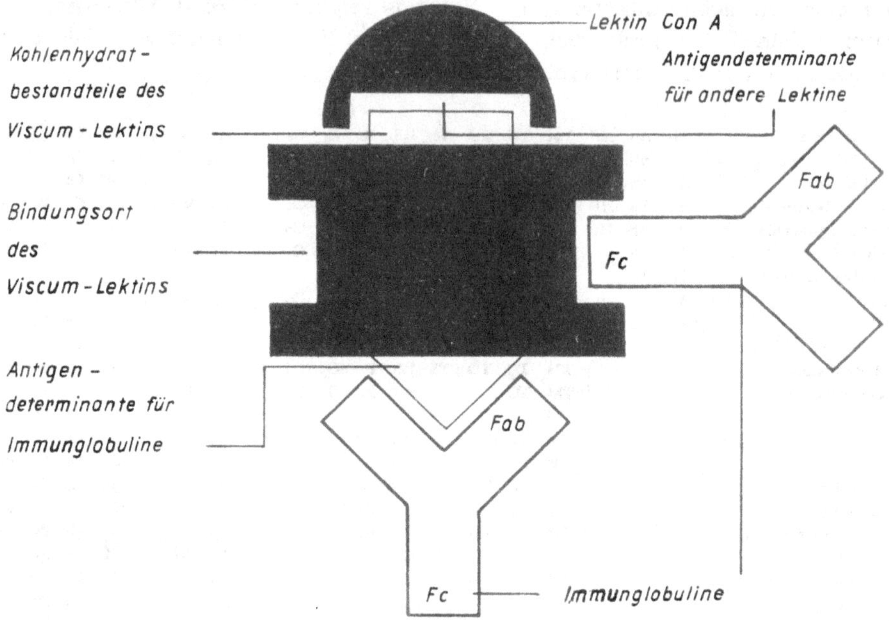

Abb. 23. Schematische Darstellung der Bindungsorte bzw. Rezeptoren des Viscum-Lektins.

werden, behandelt man diese mit Neuraminidase (vgl. auch Tab. 17 auf S. 65). Die Bedeutung der Ergebnisse aus Tabelle 17 und Abb. 22 lassen sich noch nicht absehen und es wird weiteren Untersuchungen vorbehalten bleiben, beispielsweise die Bedeutung der Cholinesterase, die offensichtlich einen universellen Lektinrezeptor besitzt (siehe Abb. 22), und ihre Rolle im Organismus neu zu überdenken. Das Viscum-Lektin hat dabei nach unseren bisher gewonnenen Erkenntnissen die in der Abbildung 23 dargestellten Rezeptoren bzw. Bindungsorte.

Aus Tabelle 17 und Abb. 22 leiten sich weitere Anwendungsmöglichkeiten des Viscum-Lektins ab. Durch Kopplung an Sepharose könnten in Form einer Affinitätschromatographie bestimmte Serumbestandteile isoliert bzw. Serumglykoproteine gereinigt werden.

Auf eine weitere Charakterisierung bestimmter Human-Serumglykoproteine durch Lektine, einschließlich des Viscum-Lektins wurde bereits auf Seite 88 eingegangen. Bei Vergleichsuntersuchungen mit Lektinen kamen UHLENBRUCK u. a. (1979) zu der Frage, ob nicht menschliches C-reaktives Protein, 9,5S α_1-Glykoprotein und der Komplementfaktor C1q Lektineigenschaften haben. Nach der Entdeckung von Lektinen bei verschiedenen Säugetieren (siehe S. 16) wäre es nicht ausgeschlossen.

Ein sehr wesentliches Anwendungsgebiet von Mistelinhaltsstoffen ist die blutdrucksenkende Eigenschaft von Mistelextrakten. Ob diese Eigenschaft, die dem Cholin, Cholinester (siehe MADAUS, 1938, AUSTER, 1961) oder auch der Aminobuttersäure (BÖRNGEN, 1973) zugeschrieben werden (exakte biochemische oder pharmakologische Untersuchungen fehlen bisher noch), im Zusammenhang mit dem Lektin oder Toxin stehen, ist nicht bekannt. GAULTHIER hatte bereits 1912 bei Versuchen an Hunden, Katzen und Kaninchen die blutdrucksenkende Eigenschaft von Mistelextrakten gefunden, die bis heute bestätigt werden und in unseren Drogerien und Apotheken für Patienten mit Bluthochdruck empfohlen werden.

Ein wesentlicher Einfluß auf die Blutdrucksenkung wird dem Viscum-Toxin zugeschrieben. ZIPF (1949, 1950) arbeitete mit einem nach WINTERFELD isolierten Viscum-Toxin und fand bei intravenösen Injektionen bei Katzen eine deutliche Senkung des Blutdruckes bei Gaben von 0,0000005 g/kg Katze bis zu 200 µg/kg Katze. Das Viscum-Toxin besaß keine Reste von Cholinester als Verunreinigung. Bei Gaben über 250 µg/kg kam es zum Herzstillstand durch Absinken des Blutdruckes unter einen minimalen Wert. Während BERTSCHINGER (1953) die Blutdrucksenkung nur bei i.v.-Injektionen, nie aber bei oraler Verabreichung fand, konnten PORA u. a. (1957) nachweisen, daß bei 100 Patienten mit essentiellem Hochdruck durch orale Gaben von Mistelextrakten ein therapeutischer Erfolg zu verzeichnen war. Das stimmt auch mit der alten Literatur überein, die Misteltee gegen Hypertonie und andere Leiden empfiehlt (siehe MADAUS, 1938).

Besondere Aufmerksamkeit wurde von uns den Beziehungen von Mistelinhaltsstoffen zu allergischen Prozessen gewidmet, obwohl in den Standardwerken von MADAUS (1938) oder AUSTER u. a. (1961) nur wenig darüber berichtet wird. Es sollen zunächst unsere experimentellen Ergebnisse vorgestellt werden und danach die spärlichen Hinweise, die man bereits in der Literatur des Mittelalters findet (HECKER, 1814), diskutiert werden.

10.3. Allergologie

Die Histaminfreisetzung (HF) aus Leukozyten oder Mastzellen nach Kontakt mit einem vermuteten Allergen gilt als ein Zeichen allergischer Prozesse im Organismus.

Das wir bei unseren Untersuchungen mit Mistelextrakten sowohl Histamin freisetzen konnten als auch eine allergeninduzierte Histaminfreisetzung verhindern konnten, ist durchaus kein Widerspruch, sondern von der jeweils verwendeten Fraktion abhängig und erklärt die scheinbaren Widersprüche in der älteren Literatur.

HECKER (1814) erwähnt einige Angaben von anderen Ärzten, die Mistelextrakte unter anderem bei „konvulsivem Asthma" mit Erfolg anwendeten. Diese Ergebnisse schienen ihm jedoch noch zu widersprüchlich, als daß er sich ein endgültiges Urteil dazu bilden wollte.

Auch MADAUS (1938) zitiert die „amerikanische Medizin", die Mistelblätter und Mistelzweige gegen Asthma u. a. empfiehlt.

SAJNER und VERIS (1957, 1958) konnten dann schließlich Histamin in der Mistel nachweisen und folgerichtig asthmatische Anfälle (beim Meerschweinchen) hervorrufen. SAJNER und VERIS (1958) machten das Histamin auch für die hypotensive Wirkung der Mistel-Droge verantwortlich. Bei Versuchspersonen beobachteten sie eine Urticaria. Ebenso berichtet VESTER (1968) von einer Mitarbeiterin, die beim Arbeiten mit Mistelbestandteilen Anzeichen schwerer allergischer Reaktionen zeigte und diese Arbeiten nicht weiter ausführen konnte. (Die allergischen Reaktionen sollen sogar allein beim Anblick der allergieauslösenden Mistelbestandteile aufgetreten sein — ein heute bekanntes Phänomen, das auch bei anderen Allergien beobachtet wurde und psychische Ursachen hat.)

Es ist nicht verwunderlich, daß Zusammenhänge zwischen Mistel und Asthma in der älteren Literatur unterschiedlich interpretiert wurden. Zum einen sollte die Mistel mit Erfolg gegen Asthma Verwendung finden (z. B. bei allergischem Asthma durch Verhinderung der Histaminfreisetzung), zum anderen war sie in der Lage, selbst Histamin aus Basophielen oder Mastzellen freizusetzen. Die folgenden Ausführungen sollen diese „Widersprüche" klären.

IgE kommt im normalen menschlichen Serum in der geringsten Konzentration aller Immunglobuline vor, es wurde auch als letztes (1968) entdeckt. IgE spielt jedoch eine entscheidende Rolle bei allergischen Prozessen vom Soforttyp nach GELL und COOMBS (1968). Der Nachweis von IgE im Blut bzw. der Nachweis von allergenspezifischem IgE aus basophilen Leukozyten oder Mastzellen ist ein wichtiges Hilfsmittel in der Allergiediagnostik bei der Soforttypreaktion, z. B. dem allergischen Asthma bronchiale oder der allergischen Rhinitis (z. B. Heuschnupfen). Das inhalierte Allergen gelangt über den Respirationstrakt oder über die Haut in den Organismus und trifft auf Mastzellen (im Gewebe) oder basophile Leukozyten (im Blut), die beim Atopiker allergenspezifisches IgE an ihrer Oberfläche tragen. Das Allergen bildet eine Brücke zwischeh zwei IgE-Molekülen, wodurch eine Degranulation der Zelle mit Ausschüttung verschiedener Mediatoren erfolgt, von denen Histamin am wichtigsten ist. Die Histaminfreisetzung aus Basophilen oder Mastzellen wird in der Allergiediagnostik in speziellen Fällen (z. B. bei kontraindiziertem inhalativem Allergentest) angewandt.

Das Viscum-Lektin kann auf Grund seiner Reaktionen mit Kohlenhydratstrukturen auf Zelloberflächen bzw. mit Immunglobulinen in den Mechanismus der Histaminfreisetzung (HF) hemmend eingreifen.

Die Reaktion des Viscum-Lektins mit IgE wurde durch folgende Versuche überprüft:

Serum mit 30000 I.U. IgE/ml wurde über eine Sepharose-Säule gegeben, bei der das Viscum-Lektin als spezifischer Adsorber fungierte. (Die Präparation der Säule und die Elution wurde von Dr. ZISKA, (SIFIN) vorgenommen.) Das Serum wurde auf die Säule aufgetragen und der „Durchlauf" (Fraktion D) gewonnen. Danach wurde die Säule mit neutralem Puffer gewaschen und anschließend mit dem für das Viscum-Lektin spezifischen Zucker (0,1 M Galaktose) eluiert (Fraktion E). Beide Fraktionen wurden auf das Ausgangsvolumen eingeengt und die IgE-Konzentration in der modifizierten Mancini-Technik erneut bestimmt:

	1. Versuch	2. Versuch
Serum	30000 I.U.	30000 I.U.
Fraktion D	300 I.U.	300 I.U.
Fraktion E	27500 I.U.	28000 I.U.

(In der MANCINI-Technik werden Konzentrationen bis zu einer minimalen Konzentration von 300 I.U. IgE erfaßt.)

Bei Berücksichtigung des normalen, geringen Verlustes während der Säulenchromatographie und der Variationsbreite des IgE-Nachweisverfahrens kann angenommen werden, daß fast das gesamte IgE von dem Viscum-Lektin adsorbiert wurde.

Die Reaktionen des Viscum-Lektins mit dem am Fc-Teil des IgE befindlichen Kohlenhydratanteils (IgE besitzt 11% Kohlehydrate) wurde auch im RAST überprüft. Der Test wurde wie folgt durchgeführt:

Der Radio-Allergo-Sorbent-Test (RAST) wurde nach der Vorschrift der Firma Pharmacia (Uppsala/Schweden) und der Modifikation für die Allergenkopplung von BERGMANN (1978) durchgeführt. Der RAST ähnelt im Prinzip dem indirekten Coombs-Test. Ein bekanntes Allergen wird an Bromzyanaktivierte Filterpapierscheibchen gekoppelt. Danach wird Serum zugegeben und in 0,9%iger NaCl-Lösung gewaschen. Wenn gegen das gekoppelte Allergen gerichtetes IgE im Serum war (spezifisches IgE), hat es sich an das Allergenscheibchen gebunden und wird nicht ausgewaschen.

Es wird jetzt radioaktiv markiertes Anti-IgE (Anti-IgE ^{125}J, Fa. Pharmacia hinzugegeben und gewaschen. Die Höhe der Aktivität des entsprechenden Allergenscheibchens ist Ausdruck der allergenspezifischen IgE-Konzentration.

Wird das Lektin zu einem mit *Aspergillus fumigatus* beladenen Filterpapierscheibchen gegeben, welches vorher mit spezifischen Anti-*Aspergillus fumigatus*-IgE-Antikörpern reagierte und mit ihnen besetzt war, so konnte bei der nachfolgenden Anti-IgE ^{125}J-Inkubation gegenüber der Kontrolle mit phosphatgepufferter Kochsalzlösung (PBS) eine im Durchschnitt um 40% verringerte Aktivität nachgewiesen werden (Tab. 27).

Auf der Grundlage unserer Ergebnisse im RAST wurden Versuche mit dem Histaminfreisetzungstest an menschlichen Leukozyten vorgenommen.

Tabelle 27. Einfluß von Viscum-Lektin auf die Bindung von Anti-IgE ^{125}J an spezifisches IgE (gerichtet gegen *Aspergillus fumigatus*) auf *Aspergillus fumigatus*-gekoppelten Filterpapierscheibchen

Schematische Darstellung:

1. Bromzyanaktivierte Allergenscheibchen (Phadebas RAST)	
2. Inkubation mit Patienten-Serum mit Aspergillus fumigatus-spezifischem IgE	
waschen	
3. Inkubation (30 Min. RT) mit	
Viscum-Lektin 0,5 ml	PBS 0,5 ml
waschen	waschen
4. Inkubation mit Anti-IgE ^{125}J, jeweils 50 µl (12 Std. RT)	
waschen	waschen
5. Gebundene Aktivität in %, $\bar{x} = 62{,}6$ ($n = 4$)	100

Die Histaminfreisetzungsreaktion wurde in Anlehnung an die Methode von LICHTENSTEIN et al. (1964) bzw. MAY et al. (1970) vorgenommen. 18 ml Blut wurden in 0,04 ml Heparinlösung (5000 I.U./ml) und 2 ml Dextran-Glukose-Lösung (3%ig in physiologischer NaCl-Lösung) aufgenommen und nach der Sedimentation der Erythrozyten (60 Min. RT) die Plasma-Leukozytenschicht 8 Min. bei 1000 g zentrifugiert, die Zellen in einem Tris-Puffer-Gemisch gewaschen und in 12,5 ml des mit Ca^{++} und Mg^{++} angereicherten Tris-Puffer-Gemisches (Endkonzentration 6×10^{-4} bzw. 10^{-3} M) resuspendiert. An Stelle der Antigene wurden in der Histaminfreisetzungsreaktion die genannten Viscumfraktionen eingesetzt (kein Phenol!) und 30 Min. bzw. 45 Min. inkubiert.

Die Histaminbestimmung erfolgte fluorometrisch (SHORE u. a., 1959). Die Prozentangaben der HF beziehen sich auf das Gesamthistamin der Leukozyten des jeweiligen Patienten unter Abzug der spontanen nichtspezifischen HF sowie eventuell vorhandener Eigenfluoreszenzen der Antigene bzw. Viscumfraktionen (SEHRT u. a., 1977).

Bei unseren Untersuchungen mit verschiedenen Viscumfraktionen (vom Rohextrakt bis zum gereinigten Lektin) zeigte sich, daß große Unterschiede in der HF aus den Leukozyten verschiedener untersuchter Personen bestanden.

Reine Lektinfraktionen führten zu keiner HF, während toxische Fraktionen Histamin freisetzten. Auch bei einer Versuchsperson mit im Hauttest nachgewiesener Sensibilisierung gegen Viscumbestandteile führte die Inkubation mit der Lektinfraktion zu keiner HF gegenüber einer viscumtoxininduzierten HF von 77%.

Tabelle 28. Einfluß von Viscum-Lektin auf die Histaminfreisetzung aus menschlichen Leukozyten durch toxische Fraktionen aus *Viscum album*

	2 ml Human-Leukozytensuspension	
1. Inkubation (30 Min., 310 K (37 °C))	0,4 ml Viscum-Lektin	0,4 ml PBS
2. Inkubation (30 Min., 310 K (37 °C))	0,4 ml Viscum-Toxin (F_4)	0,4 ml Viscum-Toxin (F_4)
Histaminfreisetzung in %	10	69

Tabelle 29. Einfluß von Viscum-Lektin auf die Histaminfreisetzung (HF) aus menschlichen Leukozyten von Personen mit atopischem Asthma. Inkubation: Je 2 ml Human-Leukozytensuspension mit je 0,4 ml Viscum-Lektin bzw. PBS.

Patient 1: 42 Jahre, m., hausstaubbedingtes atopisches Asthma bronchiale

Patient 2: 31 Jahre, w., pollenbedingtes atopisches Asthma bronchiale

Patient 3: 34 Jahre, m., mehlbedingtes atopisches Asthma bronchiale

Patient	1. Inkubation (30 Min., RT)	2. Inkubation (45 Min., RT)	HF (%)
1	Viscum-Lektin	Hausstauballergen	2,3
	PBS	Hausstauballergen	20,7
2	Viscum-Lektin	Pollenallergen	9,5
	PBS	Pollenallergen	46,0
3	Viscum-Lektin	Mehlallergen	4,0
	PBS	Mehlallergen	46,0

Wenn vor der Viscum-Toxin-Inkubation eine Viscum-Lektin-Inkubation vorgeschaltet wurde, ergab sich eine deutliche Senkung der HF-Rate (siehe Tab. 28). Die Viscumfraktionen F_3 und F_4 mit überwiegend toxischen Anteilen führten zu einer hohen HF. Dabei lag die Absterberate der Leukozyten nach der Behandlung mit den genannten Fraktionen um 25%, wie Vitalitätsprüfungen durch Zugabe von Trypanblau und mikroskopische Auswertungen nach 2 Min. zeigten.

In den nächsten Versuchsansätzen wurde der Einfluß des Lektins auf die allergenspezifische HF aus Leukozyten von Patienten mit allergologisch gesichertem atopischen extrinsic Asthma gegenüber Mehl, Hausstaub und Pollen überprüft.

Tabelle 30. Histaminfreisetzung (HF) und Hemmung der HF aus menschlichen Leukozyten durch das Viscum-Lektin

Allergen	HF %	HF, Vorinkubation mit Viscum-Lektin %
P	20	0
F_4	70	10
P	18	6
P	46	10
H	21	2
M	46	4
P	45	33
P	47	27
M	69	30
M	67	31
P	48	34
P	45	33
M	71	26
M	69	25
P	50	0
P	53	0
P	91	4
P	100	4
P	58	1
P	39	4
P	36	5
n = 21		
Bereich:	18–100%	
Medianwert:	48%	6%

P = Pollenallergen
H = Hausstauballergen
M = Mehlallergen

Die Präinkubation mit Viscum-Lektin vor dem Allergenzusatz führte auch hier zu einem erheblichen Abfall der HF-Rate gegenüber dem Kontrollversuch (siehe Tab. 29).

Insgesamt wurden bisher 33 Patienten mit ähnlichen Resultaten untersucht (Tab. 30 und 31). Von Magro u. a. (1977) wird über eine spezifische Bindung des Con A an IgE berichtet. Als Antigen-Bindungsort für das Con A wird $D_ε1$ auf dem F_c-Teil, in Nachbarschaft das Fab, angegeben.

Das Lektin aus *Sophora japonica* und *Ulex europaeus*, die wie das Viscum-Lektin galaktosespezifisch sind, hemmten nach BACH u. a. (1975) keine IgE-vermittelte Histaminfreisetzung und setzten selbst kein Histamin frei. Im Gegensatz dazu wurde durch die Lektine aus *Ricinus communis*, *Glycine max* sowie die Lektine WGA und Con A Histamin aus Rattenmastzellen freigesetzt. Mit Con A wurde ebenfalls aus menschlichen Leukozyten eine Histaminfreisetzung erzielt (MAGRO u. a. 1977).

Tabelle 31. Vergleich der Histaminfreisetzung (HF) aus Human-Leukozyten in Gegenwart von spezifischen Allergenen, Anti-IgE und Inhibition der anti-IgE-induzierten HF durch das Viscum-Lektin

	HF durch Allergene %	HF durch Anti-IgE %	HF, Vorinkubation mit Viscum-Lektin %
E	12	40	12
P	68	21	3
P	76	19	0
P	85	15	3
P	24	16	1
P	17	43	43
P	25	22	12
P	24	7	0
P	75	47	17
E	25		
P	58	61	37
H	25		
H	26	46	46
P	11		
P	30	15	6
n = 12			
Bereich:	12–85%	7–61%	0–46%
Medianwert:	28%	22%	9%

E = Epidermis
P = Pollen
H = Hausstaub

Unsere Untersuchungen an menschlichen Leukozyten mit verschiedenen Viscum-Fraktionen ergaben eine stark unterschiedliche Wirkung der einzelnen Extrakte. Das Lektin selbst führte weder bei normalen Leukozyten noch bei solchen eines Probanden mit einer Sensibilisierung gegenüber Viscum zu einer HF. Trotz seiner wahrscheinlichen Bindung an das IgE besaß es keine allergenähnliche Wirkung.

Es ist bekannt, daß eine HF aus menschlichen Leukozyten durch verschiedene, unspezifische Einflüsse ausgelöst werden kann, z. B. auch durch toxische Effekte mittels pflanzlicher Bestandteile von Baumwoll-Rohextrakten (ANTWEILER, 1975).

Die Leukozyten behalten dabei ihre „morphologische Integrität". Der Einfluß der Toxine auf die HF konnte durch eine vorherige Inkubation mit Lektin stark vermindert werden. Das könnte auch auf eine Bindung der Toxine an die bereits gekoppelten Lektine auf Grund einer höheren Affinität zurückgeführt werden.

Der HF-hemmende Effekt des Viscum-Lektins konnte auch im Rahmen der allergeninduzierten HF nachgewiesen werden. Bei Patienten, die nach der Inhalation verschiedener Allergene eine typische Symptomatik boten und im HF-Test durch diese Allergene eine deutliche Freisetzung hatten, wurde der Hemmeffekt des Lektins sichtbar.

Die über IgE ablaufende Histaminfreisetzung — oder auch der histaminfreisetzende Effekt der Substanz 48/80 — aus Rattenmastzellen konnte durch vorherige Inkubation mit den Lektinen *Sophora japonica* und *Ulex europaeus* gehemmt werden (BACH u. a. 1975). Es erscheint uns insgesamt bisher auch noch nicht sicher, ob der HF-hemmende Effekt der genannten Lektine einschließlich des Lektins aus *Viscum album* ausschließlich auf eine Blockierung von IgE-Determinanten oder aber auch auf einen primären Zellmembraneinfluß zurückzuführen ist (Bindung des Lektins an andere Glykoproteine der Zellmembran, Beeinflussung des Sekretionsmechanismus der Zelle).

Erste Vergleichsuntersuchungen (in vitro) zwischen der Hemmung der allergeninduzierten Histaminausschüttung durch das Viscum-Lektin und dem Anti-Allergikum „Intal®" zeigten, daß Intal nicht in allen Fällen die Histaminfreisetzung verhindert (die Wirkung des „Intal®" bezieht sich hauptsächlich auf Mastzellen), während dies durch das Viscum-Lektin bei allen Versuchen (12 Patienten mit Asthma bronchiale) gelang. Bei Intal wird angenommen, daß es über den Calziumhaushalt der Zelle eine Stabilisierung der Zellmembran bewirkt und so die HF verhindert.

Der HF-hemmende Effekt des Viscum-Lektins an menschlichen Leukozyten konnte nicht nur durch Zugabe von Toxinen oder spezifischen Allergenen demonstriert werden, sondern auch bei Zugabe von Anti-IgE an Stelle der Allergene bzw. Toxine. In diesem Versuchsmodell wurden bisher 14 Patienten untersucht und jeweils der HF-hemmende Effekt von Viscum-Lektin und „Intal" verglichen. Während Viscum in allen Fällen eine HF verhinderte, gelang es mit „Intal" nur in 3 Fällen. (Die Senkung der Histaminfreisetzung wurde ab 10% angenommen.)

Die festgestellte Hemmung der Histaminfreisetzung durch das Viscum-Lektin könnte wie folgt diskutiert werden:

1. Das Viscum-Lektin reagiert mit den Kohlenhydratanteilen des IgE bzw. mit zwei benachbarten IgE-Molekülen und bewirkt dadurch eine Veränderung der IgE-Moleküle, so daß kein Allergen angelagert werden kann.
2. Es wäre auch denkbar, daß die Bindung des Lektins an andere galaktosidhaltige Glykoproteinrezeptoren an der Zelloberfläche einen membranstabilisierenden Effekt hat.

10.4. Weitere Anwendungsmöglichkeiten von Mistelpräparaten einschließlich der Geschichte der medizinischen Anwendung

In diesem Abschnitt sollen weitere Anwendungsmöglichkeiten von Mistelinhaltsstoffen — die aus der Vielfalt der Empfehlungen aus der älteren und jüngeren Literatur entnommen wurden — genannt werden, auch wenn sie nicht experimentell von uns geprüft wurden.

Dabei muß man bei Empfehlungen aus der Zeit vor 1900 oder älter wohl mit beachten, daß bestimmte Eigenschaften sicher oft nur von anderen, älteren Büchern übernommen wurden.

So kehrt praktisch in allen Werken und Schriften immer wieder, daß die Mistel mit Erfolg gegen die „fallende Sucht" bzw. Epilepsie Verwendung fand (PLINIUS, um 60 u. Z.), GOLBATCH, 1748; HECKER, 1814; HUFELAND, 1771, BOHN 1920, und andere. Auch MADAUS (1936) zitiert die Aussage vieler von ihm befragten Ärzte, die die Mistel (meist als Tee) gegen Epilepsie verwendeten.

Auf die Anwendungsmöglichkeiten gegen Schwindelanfälle bzw. sicher damit zusammenhängenden Bluthochdruck wurde bereits eingegangen. Auch diese in der Literatur des Altertums (PLINIUS) und des Mittelalters genannten Beispiele haben sich heute bestätigt. Ebenfalls recht häufig wurde die Mistel „gegen allerlei Frauenleiden" empfohlen. Bei den Priestern der Gallier und Britannier, den Druiden, galt, daß Pulver von Mistelzweigen Frauen fruchtbar macht (nach MADAUS, 1938).

Wie hoch die Mistel in der Gunst unserer Vorfahren stand — besonders eine auf alten Eichen wachsende Mistel (wahrscheinlich handelte es sich hierbei jedoch wohl meistens um Loranthus-Arten, siehe Kapitel 6) — veranschaulicht sehr eindrucksvoll ein Bericht des Römers PLINIUS über die Germanen. Alte Eichen wurden ohnehin bei Kelten und Germanen den Göttern geweiht und unter ihnen wurden die Opfer den Göttern dargebracht.

PLINIUS schreibt in seiner „Historia Naturalis" (um 60 u. Z.):

„Nicht zu vergessen ist hierbei die hohe Mistelverehrung bei den Galliern. Nichts haben die Druiden — so nennen sie ihre Priester — was ihnen heiliger wäre als die Mistel und der Baum, auf dem sie wächst, zumal wenn es eine Wintereiche ist. Schon an sich suchen sie Haine von Wintereichen auf und sie verrichten keine heilige Handlung ohne deren Blätter, so daß man meinen könnte, ihr Name käme aus dem Griechischen (Drys, die Eiche).

Wenigstens betrachten sie alles, was auf dieser wächst, als Himmelsgabe und als ein Zeichen, daß dieser Baum von dem Gott selbst auserwählt sei. Man findet die Mistel aber nur sehr selten auf ihr, und wenn man sie findet, wird sie mit großer Feierlichkeit geholt und vor allem am 6. Tage nach Neumond, welcher bei ihnen den Anfang der Monate und Jahre angibt und auch einen Zeitabschnitt von 30 Jahren, weil der Mond schon kräftig genug sei und doch noch nicht die Hälfte seiner Größe erreicht habe. Sie heißen in ihrer Sprache die Mistel die „alles heilende". Nachdem sie unter dem Baume die gehörigen Opfer und Mahlzeiten veranstaltet haben, führen sie zwei weiße Stiere herbei, deren Hörner dann zunächst bekränzt werden. Der Priester, mit weißem Kleide angetan, besteigt den Baum, schneidet mit goldener Sichel die Mistel ab. In einem weißen Mantel wird sie aufgefangen. Dann schlachten sie die Opfertiere mit dem Gebet, die Gottheit möge ihre Gabe denen günstig werden lassen, welche sie damit beschenkt haben. In den Trank getan, solle sie alle unfruchtbaren Tiere fruchtbar machen und ein Heilmittel gegen alle Gifte sein. So groß ist vielfach der fromme Glauben in unwichtigen Dingen."

An anderer Stelle schrieb PLINIUS:

„Manche glauben, daß sie durch die Beobachtung frommer Gebräuche, und wenn man sie beim Neumonde ohne ein eisernes Gerät von der Eiche sammle, wirksamer werde, daß sie bei der Fallsucht helfen, wenn sie die Erde nicht berührt hat."

Auch Tabernae MONTANUS (1664) schreibt der Mistel auf einer Eiche gegenüber anderen Wirtsbäumen eine besondere Heilkraft zu:

„Der Mispeln oder Misteln / werden uns zwey Geschlecht für gestellt. Das erste ist jedermann wol bekandt / wächst auff den Bäumen mit zähen Aesten / welche sehr durcheinander verwiret seyn: Seine Blätter seyn dem Buchsbaum gleich / gewint weisse Beerlein / welche gar schleimig seyn / auss welchen man den Vogelleim bereitet.

Man findet diesen Mistel auf den Eychbäumen / Birnbäumen / Aepffelbäumen / auff Aspen / Lindenbäumen / und anderen Bäumen mehr: Aber der beste soll auff den Eychbäumen wachsen ... Es meldet Rondeletius und Holetius, daß der Eychenmistel ein sonderliche Krafft und Eygenschafft habe / wider die Fallendsucht / und dasselbige nicht von wegen ihres Temperamenci, sondern vielmehr totius substantiae familiaritate ... Eychenmistel zu Pulver gestoßen / und den gebärenden Weibern geben / so in Kindsnöten ligen / sol ihnen der Geburt bald abhelffen / mit Wein oder Beyfußwasser eingenommen / und bewahre die Frucht vor der Fallendsucht ... Eychenmistel in Wein gesotten / und darvon getruncken / soll gut seyn wider die Lungensucht / Lebersucht und das Blut speyen."

Die Bevorzugung der Eichenmistel gegenüber anderen Misteln scheint heute nicht gerechtfertigt. Offensichtlich führten Aberglauben und Mystik im Mittelalter zu dieser Sonderstellung. Daß es aber bereits lange vor uns Wissenschaftler gab, die gegen Aberglauben und Okkultismus kämpften, zeigen Aufzeichnungen von ZWINGER (1696) und dem englischen Arzt COLBATCH (1748). ZWINGER schreibt:

„Viel abergläubige Leute halten den Eichenmistel für den besten, welcher auf denjenigen

Mittag abgehauen worden, da Sonne und Mond in den Krebs gehen, so alle sieben Jahre einmal geschieht."

LONICERUS schreibt in dem 4. Teil seines Kräuterbuches im 114. Kapitel:

„*So eine Frau in gefährlichen Kindsnöten liege, soll man ihr gestoßenen Eichenmistel in Wein eingeben, sie werden bald darauf genesen und das Kind vor der fallenden Sucht sein Leben lang behütet sein. Wider diese Krankheit wird er in England auf folgende Weise gebraucht: Man muß nehmen Eichenmistel, sowohl die Blätter als die Beeren und zarten Aestlein, solches gelind in einem Ofen dörren und zu Pulver machen, davon soll man einer großen Person eingeben als dessen auf einem halben Kopfstück liegen kann, den Kindern aber muß man etwas weniger geben, nach eines jeden Stärke und Alter. Man muß es des Morgens und des Abends eingeben in einem dazu bequemen Wasser, als nämlich in Schlüsselblumen- oder Maiblumenwasser und solches drei Tag vor und drei Tag nach dem Vollmond. Dieses soll man etliche Monate nacheinander tun. Es ist damit vielen vornehmen Personen geholfen worden. Wenn ein Kind Würm hat, soll man ihm gestoßene Eichenmistel in warmer Milch eingeben.*"

COLBATCH (1748) vertritt ähnliche Ansichten, wenn er schreibt:

„*Denn wenn man immer nachsaget, was die Alten geträumet haben, so wird die Ungewißheit nicht vermindert, sondern die Fabeln erhalten sich durch die Nachlässigkeit in dem Ansehen der Gewißheit, so wie sich eine Seule durch die Finsternis in dem Ansehen eines Gespenstes erhält.*"

Über die Epilepsie und ihre Behandlung mit Misteln schreibt COLBATCH:

„*Dieses sage ich von dem gemeinen Mistel auf allerley Bäumen; denn man hat schon vor vielen Jahrhunderten von der Kraft des Eichenmistels viel Wesen gemacht, ohne des andern zu erwähnen, oder daran zu denken, daß er auch eine heilende Kraft haben könne ... Da nur der Eichenmistel als eine nützliche Arzney berühmt ist, so war ich anfänglich besorgt, wie ich eine hinlängliche Menge davon erlangen möchte. Denn ich erinnere mich nicht daß ich jemals auf meinen Reisen dergleichen gesehen habe, und meine Bekanten versichern mich eben dieses. Überhaupt kenne ich nur zwo Personen, die von dieser Seltenheit etwas besitzen ... Unter den Alten, die davon geschrieben haben, ist Plinius in seiner Geschichte der Natur am weitläufigsten; die übrigen rühmen fast alle den Eichenmistel als ein Mittel wider die fallende Sucht und ähnliche Krankheiten, ohne daß ein einziger anwiese, wie man sich dessen auf eine vernünftige Art bedienen könne ... So lange man die Nutzbarkeit des Mistels blos in dem suchte, der auf den Eichen wächst, war sie vor nichts zu achten, weil man diese Art fast garnicht findet. Ich habe 35 Jahre darnach gestrebt, ohne einen einzigen Zweig davon zu sehen, und ich habe bereits gesagt, daß ich nur zwey Personen gekannt, welche dergleichen besessen haben. Wenn aber der gemeine Mistel, den man überall finden kann, vermögend ist, eben so wunderbare Wirkungen zu tun, als man sonst dem Eichenmistel zuschreibt, so verspreche ich mir das große Vergnügen, welches die zu empfinden pflegen, die so glücklich seyen, dem Jahrhundert, darinnen sie leben, besonderen Nutzen zu schaffen, welches ich allezeit eifrig gewünscht habe.*"

Daß es, entgegen den Annahmen von COLBATCH dennoch Misteln auf Eichen gibt — wohl aber nicht auf allen Arten und somit nicht in allen Gegenden, konnten wir im Kapitel 6 zeigen. Neben einer erfolgreichen Anwendung von Mistelextrakten bei Epilepsie wurde die Mistel häufig gegen „Frauenleiden" empfohlen.

Die heilige Hildegard empfahl Mistelpulver gegen „Engbrüstigkeit", BOHN (1920) als blutstillendes Mittel, z. B. bei Nachblutungen im Wochenbett. Zu diesem Anwendungsgebiet zitiert MADAUS (1938) befragte Ärzte, die das Mistelpulver ebenfalls erfolgreich als „Frauenmittel" verwendeten. Auch in den berühmten Schriften des Pfarrers KNEIP wird Mistel-Tee gegen Frauenleiden empfohlen.

In unserer Zeit kann man Mistelextrakte in Drogerien kaufen, die allgemein den Hinweis „zur Vorbeugung gegen Altersbeschwerden" enthalten. Mit solchen allgemeinen Aussagen sollen sicher den verschiedensten Eigenschaften der Mistel Rechnung getragen und die Beeinflussung von Blutdruck, Schwindelanfällen oder Kopfschmerz und anderen Allgemeinbeschwerden angezeigt werden.

Eine weitere erfolgreiche Anwendung von Mistelextrakten wird in Form des Arzneimittels „Plenosol®" (Extractum Visci albi e Planta recente) beschrieben. Plenosol soll bei Arthrosen, speziell bei Kniegelenksarthrosen, bei inkurablen Karzinomen und bei Neuralgien mit Erfolg eingesetzt worden sein. Speziell zu Erfolgen bei Kniegelenksarthrosen und Spondylarthrosen sowie zu neuraltherapeutischen Wirkungen werden eine große Zahl von Publikationen genannt.

Mit dem sowjetischen Mistelpräparat „Omelan" erzielte CHERNOV (1955) eine Hemmung der Metastasenbildung bei Kaninchen-Brown-Pearce-Tumoren.

Das bekannteste Mistelpräparat ist sicher das in der Schweiz hergestellte „Iscador®". Es wird seit vielen Jahren ausschließlich in der Krebsbekämpfung eingesetzt, bei präkanzerösen Zuständen, prä- und postoperativ. Es wurden bisher eine große Zahl von Krankengeschichten, Berichten, Publikationen u. a. über eine erfolgreiche Behandlung postoperativ (5- und 10-Jahre-Überlebensraten) sowie Erleichterungen bei inoperablen Tumoren berichtet. Weitere Angaben sind dem Anhang (11.4.) zu entnehmen.

11. Anhang

11.1. Präparationsschema der Viscum-Lektin-Gewinnung

Protokoll:

Viscum album Lektin-Gewinnung

I. Standard Viscum-R

1. Material: Blätter
   Art: Viscum album
   Wirtspflanze: Robinia
   Erntezeit: 11/78 Trocknung: 7 Tage RT
   Zerkleinerung: Schlagmühle
   Siebe: Durchmesser 50 μ
   Lagerung: 253 Kelvin (−20 °C)

2. Extraktion
   Einwaage: 500 g
   Extraktionsmittel: PBS 2500 ml (1 : 5); pH 7,0
   Zusätze: 1 ml Merthiolat 0,01%

Rührzeit (Magnetrührer): 6 Std.; Temperatur: 277 K (4 °C)
Zentrifugation: 5 Min. 4000 g (100-ml-Becher)
Sediment — 2. Extraktion: PBS 2000 ml (1 : 5); pH 7,0
Zeit:
Zentrifugation: 5 Min. 4000 g
Sediment — 3. Extraktion: PBS 500 ml (1 : 1) nach Ultraschallbehandlung:
Alle 3 Überstände vereinigen und Zentrifugation 30 Min. bei 20000 g bei 273 K (0 °C)
Überstand = Viscum-R 7/78/128; 4000 ml
Titer gegen B-Erythrozyten: 1 : 128

II. **Affinitätschromatographie V.v.**

Beginn: Ende:

Problem:

Trenntechnik:

Filter: Gasart:

Probenvorbereitung:

Ultrafiltration: A_v = ml; E_v = ml; Filter:
Zentrifugation: min; Umdr./min = g

Füllmaterial: Art:
vom Vernetzungsgrad:
Füllmenge: ml; Füllhöhe: cm

Äquilibrierungspuffer:

pH-Wert: Ionenstärke: Molarität: M
Hemmstoffe: 1.) 2.)
Durchlaufvolumen: ml/min

Probenaufgabe: ml; Inkubationszeit: min
Inkubationstemperatur: °C
Durchlaufvolumen: ml/min p'': atü

Waschpuffer:

pH-Wert: Ionenstärke: Molarität: M
Temperatur: K (°C) Durchlaufvolumen: ml/min; p: Pa (atü);

Elutionspuffer:

pH-Wert: Ionenstärke: Molarität: M
spez. Zucker: Molarität: M
Durchlaufvolumen: ml/min; p: Pa (atü); Temperatur: K (°C)

Geräteeinstellung: Uvicord: nm Meßzelle: mm
Schreiber: mm/h; Grundstellung: Skt.
Fraktionssammler ab:
Fraktionen: ml/ min

Affinitätschromatographie V.v.

Fraktionenaufbereitung: (Bei Umpufferung mit zuckerfreiem Puffer bzw. phys. NaCl im Verhältnis 1 : 1000)

Ultrafiltration: Dialyse:

	Ausg.-Vol.	End-Vol.	Filter	Hemmstoffe	Titer
Probenfiltrat					
Waschfiltrat					
Eluat 1					
Eluat 1					
2					
3					
4					
5					

Aufbewahrung:

Testung der biologischen Aktivität am
mit
Versuchsverlauf:
Ergebnis:
Bemerkungen:

II. **Sephadex-Gelfiltration:**

Säulenversuch vom Beginn:
Ende: Nr.:

Problem:

Proben-Vorbereitung:

Ultrafilter:

Proben-Aufgabe: ml

Vorbereitung des Füllmaterials Typ:

Menge: g, eingequollen am: in: ml

pH-Wert: Ionenstärke: bzw. Molarität: M

Säulenfüllung: Puffer

Äquilibrierung: ml Puffer

Säulentyp: / Füllhöhe vor Aufgabe: cm
Bettvolumen: ml

Elution Beginn: Probe:

Startpuffer:

pH-Wert: Ionenstärke: bzw. Molarität: M

Daten zur Gradienten-Elution:

Geräteeinstellung Durchlaufzeit: Std.; Mischkammer: ml

Pumpe: v = Schlauch Ø =
Fraktionssammler: ml/ min ml/h bzw. ml/cm²h
Schreiber: mm/h Grundstellung: Skt.

Versuchsverlauf:

Ergebnis:

Bemerkungen:

Entfernen der adsorbierten Stoffe aus der Säule mit Standardgegenionen, d. h. NaCl bis $I = 2$.
Regenerieren des Füllmaterials außerhalb der Säule mit 0,5—1,0 m Lösung eines Salzes der Gegenionen, d. h. Anionen bzw. Kationen des nachfolgenden Puffers.

11.2. Zeittafel der Entdeckung wichtiger Eigenschaften der Mistel

1. Etwa **1220** beschreibt der Isländer **Snorri Sturluson** in einem Lehrbuch der Skaldendichtung, der sog. „jüngeren Edda", daß in der germanischen Mythologie der blinde Gott Hödur den Sonnengott Baldur mit einem Speer mit einer Mistelspitze („misteltein") tötete. Es kann vermutet werden, daß bewußt oder zufällig das Toxin der Mistel und dessen allein parenterale toxische Wirkung bekannt war.

2. **1814** schreibt **Hecker** und **1898 Potter** der Mistel unter anderem eine Hilfe bei „konwulsivem Asthma" zu. Es könnte sich um die später (LUTHER, 1977) beschriebene Hemmung der Histaminfreisetzung aus Leukozyten von Asthmatikern gehandelt haben.

3. **1907** und **1908** beschreibt **Gaultier** die blutdrucksenkende Eigenschaft von frischen Mistelextrakten (experimentell belegt!).

4. **1923** finden **Einleger** und **Zellner** Cholin in der Mistel (blutdrucksenkend!).

5. **1938** findet **Koch** die Nekrosewirkung von Mistelextrakten.

6. **1938. Koch** beschreibt als erster eine Tumorwachstumshemmung bei Mäusen mit Ehrlich-Aszites-Karzinom nach i.p. Injektionen von Viscum-Extrakt.

7. **1938** beschreibt **Koch** ein Phytotoxin der Mistel mit antigenen Eigenschaften.

8. **1948** beschreiben **Winterfeld** u. a. ein herztoxisches „Viscotoxin" als Peptid aus 27 Aminosäuren.

9. **1955** findet **Chernov** in Kiew eine Tumorhemmung und eine Hemmung der Metastasenbildung bei Kaninchen mit Brown-Pearce-Tumoren.

10. **1956** findet **Krüpe** als erster die agglutinierenden Eigenschaften von Extrakten aus Viscum album.

11. **1960** meldet **J. Müller** das wahrscheinlich erste **Patent** in bezug auf Mistelinhaltsstoffe an: „ein tumorhemmendes Polysaccharid aus Viscum album".

12. **1964** meldet **F. Vester** die Gewinnung eines „tumorhemmenden Proteins aus der Mistel" als Patent an.

13. **1966** findet **Zschiesche** einen Anstieg der Phageozytoseaktivität im reticulohistiocytären System nach i.v. und i.p. Injektionen des Mitelpräparates „Iscador" in Mäusen.

14. **1968. Vester** beschreibt ein histonähnliches, basisches Protein mit einem Molekulargewicht von 60000 mit 3 Eigenschaften:

    cytotoxisch, cytostatisch, cancerostatisch.

    Sie sollen sich getrennt isolieren lassen.

15. **1968. Vester** erzeugt bei Kaninchen ein „Anti-Viscum-Toxin" mit einer „gereinigten Proteinfraktion".

16. **1968** beschreiben **Samuelsson** u. **Olsen** und **1972 Olson** u. **Samuelsson** 2 Toxine aus der Mistel (Oxydationsprodukte des Viscotoxins) mit Molekulargewichten von 4833 und 5123 als basische Proteine. Eine Aminosäuresequenz der Viscum-Toxine wird angegeben.

17. **1970. Nienhaus** und **Vester** sowie **Nienhaus** und **Leroi** finden nach i.p. Injektionen in „Tumor-Mäusen" Milz- und Thymus-Vergrößerungen bis zu 100%. Das soll prophylaktisch das Angehen von Tumoren verhindern.

18. **1973. Luther, Prokop** und **Köhler** beschreiben das Lektin der Mistel und finden eine Spezifität zu B-Erythrozyten („Anti-B_{VA}").

19. **1973** finden **Luther u. a.** eine hohe, selektive Spezifität des Viscum-Lektins zu Aszites-Tumorzellen von Mäusen. Die Galaktosespezifität wird beschrieben.

20. **1974** beschreibt **Luther** präzipitierende Eigenschaften des Viscum-Lektins.

21. **1975** isoliert **Luzik** an „Agarowum" ein Phytoagglutinin aus der Mistel durch Elution mit Galaktose und beschreibt ein Molekulargewicht von 160000.

22. **1975. Leroi** berichtet über signifikant höhere 10-Jahre-Überlebensraten von „Tumorpatienten", die mit dem Mistelpräparat „Iscador®" behandelt wurden.

23. **1976** beschreiben **Franz, Haustein, Luther u. a.** die Reaktion des Viscum-Lektins mit IgA, IgM, IgG, Albumin und Transferrin.

24. **1976. Luther u. Mehnert** stellen ein Anti-Viscum-Lektin mit immunologischen Methoden dar.

25. **1977. Ziska** u. a. beschreiben das Viscum-Lektin als Glycoprotein (10,1% Kohlenhydrate), Molekulargewicht 115000 und 2 Untereinheiten von MG 34000 und 29000.

26. **1977. Luther u. a.** finden eine Bindung des Viscum-Lektins an Human-IgE und auf diesem Wege eine Hemmung der Histaminfreisetzung aus Leukozyten von Patienten mit allergischem Asthma.

27. **1977. Scherbaum** u. a. finden keine mitogene Wirkung des Viscum-Lektins (toxisch).

28. **1977. Ziska** u. a. beschreiben die Reaktionen des Viscum-Lektins mit human-Komplement.

29. **1978. Luther** u. a. untersuchen alle wesentlichen Human-Serumproteine (32 gereinigte Proteine) nach Neuraminidasebehandlung und finden durch das Viscum-Lektin unterscheidbare Kohlenhydratstrukturen der einzelnen Proteine.

30. **1978. Ziska u. a.** finden in einem Viscum-Lektin mit MG 115000 8 Disulfidbrücken, keine Beeinflussung der Agglutination durch Mg oder Ca und weitere Reaktionen mit den Serumproteinen α_2 Makroglobulin, Haptoglobulin β-Lipoprotein.

31. **1980. Luther** u. a. finden als stabile Struktur des Viscum-Lektins ein MG von etwa 60000 (SDS-PAGE und Gleichgewichtssedimentationskonstanten) mit den Untereinheiten 34500 und 29000, das bei höheren Konzentrationen als Dimer (MG 120000) vorliegen kann, einen isoelektrischen Punkt des Lektins von 6,1 und 11,0% Kohlenhydrate mit 6,2% Mannose als höchsten Wert hat.

11.3. Patentschriften über die Mistel

Mit der Entdeckung tumorwirksamer Substanzen in der Mistel begann auch das Interesse an Patenten. Dabei erscheint es verwunderlich, daß die ersten Autoren tumorwirksamer Substanzen, wie z. B. KOCH, der in den Jahren vor und nach 1938 umfangreiche Versuche mit tumorinfizierten Mäusen (über 20000 Mäuse wurden wissenschaftlich ausgewertet) machte und mit Mistelextrakten eine deutliche Tumorhemmung fand, wahrscheinlich kein Patent im Zusammenhang mit Tumor und Mistel anmeldete.

Das erste Patent in Zusammenhang mit der Mistel (*Viscum album* L.) meldete 1960 Johannes MÜLLER an:

1. „Verfahren zur Gewinnung eines Arzneimittels"

   Dr. Johannes Müller, Arlesheim, Schweiz: Priorität: 9. 9. 1960, Auslegeschrift 1130112 C 24971 IVa/30h.
   „Gegenstand der Erfindung ist die Gewinnung eines Polysaccharids mit tumorhemmender Wirkung in reiner Form aus Pflanzenmaterial von *Viscum album* (Mistel) oder Loranthus-Arten, speziell *Loranthus europaeus* L."
   Die Patentansprüche enthalten 12 Punkte und beziehen sich auf die Herstellung von „Viscumsäure, ihrer Salze oder Gemische davon in gereinigter Form".

2. „Verfahren zur Gewinnung eines tumorhemmenden Proteins"

   Dr. Frederic Vester, Saarbrücken, BRD, Priorität: 4. 4. 1963. Auslegeschrift 1244337, A61k, 30h-2/03.
   „Gegenstand der Erfindung ist die Gewinnung eines neuen Proteins mit tumorhemmender Wirkung in gereinigter Form aus Pflanzenmaterial von Viscum-Arten, speziell von *Viscum album* L. sensu latiore, oder Loranthus-Arten, speziell *Loranthus europaeus* L. ...". Die Patentansprüche enthalten verschiedene Ammoniumsulfatfällungen von Mistel-Klarsaft, Reinigung an Polydextrangel und erneutem Aussalzen der gereinigten Proteine.

3. „Verfahren zur Gewinnung eines Proteins"

   Dr. Frederic Vester, München. Anmeldetag 29. Dezember 1966, Offenlegungsschrift 1617391/A61k, 30h 2/03.
   „Gegenstand der vorliegenden Erfindung ist ein Verfahren zur Herstellung eines tumorhemmende Wirkung aufweisenden Proteins in gereinigter Form aus Pflanzenmaterial von Viscum-Arten, speziell ...". Die Patentanmeldung enthält 25 Seiten mit 26 Punkten unter den Patentansprüchen. Patentiert wird die „Herstellung von hochaktiven, von Ballaststoffen und typischen toxischen Verunreinigungen befreiten tumorhemmenden Proteinen, ...".
   Dabei wird das Protein aus der Mistel wieder über Einsalzen und Aussalzen und anschließender „trägerfreier Ablenkungselektrophorese" mit etwa 1800 V und 250 mA gewonnen.

4. „Verfahren zur Reinigung eines Proteins"
   Dr. Frederic Vester, München
   Dr. Heinz Majer, Basel
   Dr. Johannes Müller, Arlesheim
   Anmeldetag: 11. Februar 1968, Offenlegungsschrift 1617367; A61k, 30h 2/03.
   Die Patentanmeldung umfaßt 20 Seiten und bezieht sich im wesentlichen auf eine exakte Beschreibung der Gewinnung eines Proteins aus der Mistel durch Methoden der „Einsalzung und Aussalzung" sowie verschiedener Ultrazentrifugationen (bis zu 100000 und 170000 g bei 15—30 Std.). Die Patentansprüche enthalten 35 Punkte.

5. „Verfahren zur Herstellung eines Mittels zur Bekämpfung von Geschwulstkrankheiten"
   Dipl.-Ing. Werner Gestrich-Rabe, Berlin-West,
   Anmeldetag: 16. 7. 1968, Offenlegungsschrift 1792050; A61k, 27/14, 30h, 2/03.
   „Die Erfindung bezieht sich auf ein Verfahren, zur Herstellung eines Mittels zur Bekämpfung von Geschwulstkrankheiten, bei dem aus Loranthacea, insbesondere *Viscum album* (Mistel), ein Extrakt erzeugt wird."
   Das Patent umfaßt 5 Seiten und die Patentansprüche werden in 7 Punkten formuliert. Aus der Mistel wird ein Extrakt durch Zentrifugation und Zusatz einer „stabilisierenden Substanz" gewonnen, der eine stärkere Heilwirkung auf Geschwülste ausübt". Diese stabilisierende Substanz wird aus einer Geschwulst an der Wirtspflanze von *Viscum album* durch Veraschung gewonnen.

11.4. Mistelpräparate als Arzneimittel

(Auszug aus Arzneimittelbüchern, Drogistenbüchern ...)

1. **Viscolind®:**

   Standardisiertes Crataegus-Frisch-Mistel-Präparat mit 1% Rutin. Gegen Arteriosklerose, Altershypertonie, Schlaganfallgefahr
   Hersteller: Lindopharm, Fabrik chem.-pharmaz. Erzeugnisse KG

2. **Viscophyll®:**

   Gegen Arteriosklerose, überhöhten Blutdruck, rasche Ermüdung, Schlafstörungen (Tropfen, Tabletten), enthält 9% Frischmistelextrakt (blutdrucksenkend), 0,1% Chlorophyll (wirkt gegen Arteriosklerose), 1% Blasentang mit organischen Jodverbindungen in alkoholisch wäßriger Lösung.
   Hersteller: Gebe-München

3. **Viscosal®:**

Tropfen gegen Arteriosklerose, überhöhten Blutdruck und dgl., enthält Mitolysate von Mistel (Viscum), Crataegus u. Allium. Viscosal® enthält zusätzlich 0,1% Rauwolfiagesamtalkaloide.

4. **Viscoserpin®:**

Standardisiertes Rauwolfia-Crataegus-Viscum-Präparat gegen überhöhten Blutdruck.

5. **Viscovasin®:**

Heilmittel (Tabletten, Ampullen), enthält Crataegus, Viscum und Sedum, wird gegen die im Frühjahr und Sommer verstärkt auftretenden hypertonischen Beschwerden angewendet.

6. **Viscysat-Bürger®:**

Ysat aus der Mistel (Viscum album) gegen hohen Blutdruck.

7. **Plenosol®:**

Extraktum Visci albi e planta recente.
Stärke 0 = 200 NKE in 1 ml
Stärke I = 2000 NKE in 1 ml
Stärke II = 20000 NKE in 1 ml
1 NKE = Wirkstoffmenge, die in der Rückenhaut vom Kaninchen bei intrakutaner Injektion von 0,1 ml noch eine deutliche Reaktion hervorruft. Indikationen: Formenkreis der Arthrosen, insbesondere Kniegelenksarthrosen, inkurables Karzinom, vorwiegend neuraltherapeutische Indikationen.

8. **Iscador®:**

Wäßriger Extrakt aus Viscum album L. von verschiedenen Wirtspflanzen: A (aus Viscum Abietis), M (aus Viscum Mali), P (aus Viscum Pini), Qu (aus Viscum Quercus). Als Injektionslösungen zu 2%, 3% und 5%. Indikationen: Präkanzeröse Zustände, präoperativ und postoperativ.

Weiterhin sind aus der UdSSR die Präparate **Omelan** und **Nekromelin** bekannt. O. Wolf (1975) nennt außerdem noch **Helixor**, **Iscucin**, **Abnobaviscum** und **Rabjuven**, die ausschließlich für die Krebstherapie Verwendung finden sollen.

12. Literaturverzeichnis

1. ALLEN, D., and M. J. CRUMPTON: Phytohemagglutinin-lymphocyte interaction: Characterization of binding sites on pig lymphozytes for ^{125}J-labelled phytohemagglutinin. Exp. Cell. Res. **78**, 271 (1973).
2. ALLEN, H. J., and E. A. Z. JOHNSON: The isolation of lectins on Carbohydrate Research **50**, 121 (1976).
3. ALLEN, A. K., and A. NEUBERGER: A simple method for the preparation of an affinity absorbent for soybean agglutinin using galactosamine and CH-Sepharose. FEBS Letters **50**, 362 (1975).
4. ALLEN, A. K., and A. NEUBERGER: The purification and properties of the lectin from potato tubers, a hydroxyproline — containing glycoprotein. Biochem. J. **135**, 307 (1973).
5. AMOUREUX, G., and O. GIRARD: Cpt. rend. soc. biol. **149**, 651 (1955).
6. ANTWEILER, H.: Dinatriumcromoglycat und Histaminfreisetzung bei der Ratte durch Extrakte von Baumwollstaub. Arzneim.-Forsch. **25**, 1379 (1975).
7. ASPERG, K., H. HOLMEA, and J. PORATH: A non-specific phytohemagglutinin found in *Vicia cracca*. Biochim. Biophys. Acta **160**, 116 (1968).
8. ASHWELL, G., and A. G. MORELL: The role of surface carbohydrates in the hepatic recognition of circulating glycoproteins. Adv. Enzymol. **41**, 99 (1974).
9. AUB, J. C., B. H. SANFORD, and L. WANG: Reactions of normal and leucemic sell surfaces to a wheat germ agglutinin. Proc. Natl. Acad. Sci. USA, **54**, 400 (1965a).
10. AUB, J. C., B. H. SANFORD, and M. N. COTE: Studies on reactivity of tumour and normal cells to a wheat germ agglutinin. Proc. Natl. Acad. Sci. USA, **54**, 396 (1965).
11. AUSTER, F., und J. SCHÄFER: Arzneipflanzen. Verlag G. Thieme, Leipzig (1961).
12. AVRAMEAS, S., B. TOUDOU, and S. CHUILON: Glutaraldehyde, cyanuric chloride and tetraazotized c-dianisidine as coupling reagents in the passive hemagglutination test. Immunochemistry **6**, 67 (1969).
13. AVRAMEAS, S., and T. TERNYNCK: The cross-linking of proteins with glutaraldehyde and its use for the preparation of immunadsorbents. Immunochemistry **6**, 53 (1969).
14. BACH, M. K., and J. R. BRASHLER: Inhibition of IgE and compound 48/80-induced (1—6)-digalactobiose precipitin from the *Tridacna maxima* (Rösing). FEBS Letters **55**, 25 (1975).
15. BERGMANN, K.-Ch.: Methodische Untersuchungen zur Kopplung von Allergenen an Filterpapier für den Radio-Allergo-Sorbent-Test. Acta biol. med. germ. **36**, 1329 (1977).

16. BECKER, H., und H. NIMZ: Untersuchungen des Lignins der Mistel (*Viscum album* L.) in Abhängigkeit von der jeweiligen Wirtspflanze. Z. Pflanzenphysiol. **72**, 52 (1974).
17. BECKER, F. F., and A. SHURGIN: Concanavalin A agglutination of cells from primary hepatocellular carcinomes and hepatic nodules induced by N-2-fluorenyl-acetaminde. Cancer Res. **35**, 2879 (1975).
18. BEHLKE, J., P. LUTHER, H. THEISE und H. REUTGEN: Sedimentations- und Molekulargewichtsuntersuchungen am Viscum-Lektin. Vortrag 3. Arbeitstagung Lektine, Berlin, 8. 6. 1979. Allergologie u. Immunol. (im Druck).
19. BELLMANN, P. G., und W. F. DAEMS: Ist die Mistel ein altes Krebsheilmittel? Sudhoffs Archiv **49**, 355 (1965).
20. BERNHEIMER, A. W.: Hemagglutinins in caterpillar bloods. Science **115**, 150 (1952).
21. BERNHEIMER, A. W., and M. E. FARKAS: Hemagglutinins among higher fungis. J. Immunol. **70**, 197 (1953).
22. BESSLER, W., and I. J. GOLDSTEIN: Phytohaemagglutinin purification: a general method involving affinity and gelchromatography. FEBS Lett. **34**, 58 (1973).
23. BIRD, G. W. G.: Phytagglutinins. Act. Chir. Belg. Suppl. I 1, 33 (1954).
24. BIRD, G. W. G.: Erythrocyte agglutinins from plants. Thesis, Univ. of London (1958).
25. BIRD, G. W. G.: Anti-T in peanuts. Vox. Sang. **9**, 748 (1964).
26. BIRD, G. W. G., and J. WINGHAM: The action of seed and other reagents on (En(a-)) erythrocytes. Vox Sang. **24**, 48 (1973).
27. BOCK, H.: Kreutterbuch (1565), S. 349 zit. MADAUS (1938).
28. BOHLOOL, B. B., and E. L. SCHMIDT: Lectins: A possible basis for specificity in the rhizobiumlegume root nodule symbiosis. Science **185**, 269 (1974).
29. BOMAN, H. G., I. GAYE, A. E. PYE, and T. RASMUSSON: The inducible immunity system of giant silk moths. Comparative Pathology **4**, 145 (1978).
30. BOHN, H.: Heilwerte heimischer Pflanzen. (1920) zit. n. MADAUS (1938).
31. BÖRNGEN, S.: Pflanzen helfen heilen. VEB Volk und Gesundheit, Berlin, 1973.
32. BOYD, W. C.: Fundamentals of immunology Interscience. Publisher NY, 2nd edit. p. 40 (1947).
33. BOYD, W. C., and R. M. REGUERA: Hamagglutinating substances for human cells in various plants. J. Immunol. **62**, 333 (1949).
34. BOYD, W. C., and E. SHAPLEIGH: Specific precipitating activity of plant agglutinins (lectins). Science **119**, 449 (1954).
35. BRETTING, H., und L. RENWRANTZ: Untersuchungen von Invertebraten des Mittelmeeres auf ihren Gehalt an hämagglutinierenden Substanzen. Z. Immun.-Forsch. **145**, 242 (1973).
36. BRETTING, H., und L. RENWRANTZ: Weitere Untersuchungen zur Natur der Hämagglutinine, aufgefunden in den Schwämmen *Apatos papillata* und *Axinella polypoides*. Z. Immun.-Forsch. **147**, 250 (1974).
37. BRIGGS, J.-D.: Humoral immunity in lepidopterouse larvae. J. Exp. Zool. **138**, 155 (1958).
38. BROWN, R., L. ALMODOVAR, and H. M. BHATIA: Blood group specific agglutinins in invertebrates. J. Immunol. **100**, 214 (1969).
39. BUBE, F. W.: Die Eluierung inkompletter Antikörper von Erythrozyten. Blut 12, 258 (1966).

40. BURGER, M. M.: Surface changes in transformed cells detected by lectins. Fed. Proc. 32, 91 (1973).
41. BUNDSCHUH, G.: Agglutinierende Antikörper gegen Humanerythrozyten bei *Hirudo officinalis*. Z. ärztl. Fortbild. 60, 196 (1966).
42. BURGER, M. M., and A. R. GOLDBERG: Identification of a tumor specific determinant on neoplastic cell surfaces. Proc. Nat. Acad. Sci. USA 57, 359 (1967).
43. BURGER, M. M., and G. S. MARTIN: Agglutination of cells transformed by Rous sarcoma virus by wheat germ agglutinin and Concanavalin A. Nature. New Biol. 237, 9 (1972).
44. BURNET, F. M., J. F. MCCREA, and J. D. STONE: Modification of human red cells by virus action. I. The receptor gradient for virus action in human red cells. Brit. J. exp. Path. 27, 228 (1946).
45. CANTACUZENE, J.: Sur certains anticorps naturels observes chez Eupagurus prideauxii. C. R. Soc. Biol. 73, 663 (1912).
46. CANTACUZENE, J.: In: Célébration du 75ème anniversaire de la fondation de la Société de Biologie, p. 48, Masson and Cie, Paris. (1923). Zit. nach GOLD und BALDING.
47. CHATTERJEE, B. P., S. CHATTERJEE, O. PROKOP, and G. UHLENBRUCK: Immunchemical studies on the proteogalactan of the Achatina fulica album gland. Biol. Zbl. 98, 85 (1979).
48. CHATTERJEE, B. P., S. CHATTERJEE, and G. UHLENBRUCK: Different precipitin reactions of the Abrus precatorius lectin. Experientia 34, 531 (1978).
49. CHERNOV, V. A.: Die Anwendung von Mistelpräparaten in der experimentellen Chemotherapie von Tumoren (in russischer Sprache). Voprosy Onkologi 7, 139 (1954).
50. CHERNOV, V. A.: Die Wirkung von Mistelpräparaten auf die Metastasierung von Kaninchen-Brown-Pearce-Tumoren (in russischer Sprache). Voprosy Onkologie 14, 38 (1955).
51. COHEN, E.: Immunological observations of the agglutinins of *Limulis polyphemus* and *Birgus latro*. Trans. N. Y. Acad. Sci. series II, 30, 427 (1968).
52. COLBATCH, J.: Abhandlung von der Mistel und dessen Kraft wider die Epilepsie. Altenburg (1776). Zit. Tubeuf (1923).
53. COOPER, E. L.: Transplant. Proc. 2, 216 (1970) Zit. nach HILDEMANN (1974).
54. COUCH, R. B., J. A. KASEL, J. L. GERIN, J.-L. SCHULMANN, and E. D. KILBORNE: The influenza virus infection. J. Infect. Dis. 129, 411 (1974).
55. COULET, M.: Contribution à l'ètude des hemoagglutinines végétales essentiellement chez *Phaseolus vulgaris* L. Impr. Mont-Lous Clermont-Ferrand (1954) Zit. nach Tobiŝka (1964).
56. COULET, M., A. M. MERLAND: Nouvelles recherches d'hemagglutinines chez les mycetés. Compt. Rend. Soc. Biol. 2293 (1960).
57. COULET, M., J. MUSTIER, A. M. MARCHE: Nouvelles recherches systematiques d'hémagglutinines chez les Mycetès. Comp. Rend. Soc. Biol. 2344, (1964).
58. CRUMPTON, M. J., D. ALLAN, J. ANGER, M. M. GREEN, and V. C. MAINO: Recognotion at cell surface: phytohaemagglutininlymphocyte interaction. Phil. Trans. R. Soc. London 272, 173 (1975).
59. DAEMS, W. F.: Die Mistel in der Krebsbehandlung. Deutsche Apotheker-Zeitung 114, 984 (1974).

60. DAMBACH, M., und G. UHLENBRUCK: Immunbiologische Untersuchung von Warzenbeißersekret. Naturw. Rundschau **31**, 401 (1978).
61. DILLNER, M. L., S. HAMMARSTRÖM, and P. PERLMANN: The lack of mitogenic response of neuraminidase-treated and untreated human blood lymphocytes to bivalent, hexavalent or insouluble *Helix pomatia* A-haemagglutinin. Ex. Cell Res. **96**, 374 (1975).
62. DRYSDALE, R. G., P. R. HERRICK, and D. FRANKS: The specificity of the hemagglutinin of the castor bean, *Ricinus cummunis*. Vox. sang. **15**, 194 (1968).
63. DÜRWALD, W.: Untersuchungen der Blutgruppen A_1B und A_2B durch Anti-B_{sal}. Dtsch. Gesundh.-Wesen **22**, 2368 (1967).
64. EHRLICH, P.: Experimentelle Untersuchungen über Immunität. I. Über Ricin. Dtsch. med. Wschr. **17**, 976 (1891)
65. EHRLICH, P.: Experimentelle Untersuchungen über Immunität. II. Über Abrin. Dtsch. med. Wschr. **17**, 1218 (1891).
66. EINLEGER, J., J. FISCHER und J. ZELLNER: Monatsheft Chemie, 44, 277 (1923). Zit. nach AUSTER (1961).
67. EISLER, M. und L. VON PORTHEIM: Über Hämagglutinine in Pflanzen. Ber. Dtsch. Botan. Ges. **29**, 149 (1911).
68. EISLER, M. und L. VON PORTHEIM: Weitere Untersuchungen über Hämagglutinine in Pflanzen. Z. Immunit.-forschg. **47**, 59 (1926).
69. ELFSTRAND, M.: Über giftige Eiweiße, welche Blutkörperchen verkleben. Habil.-Schr. Uppsala (1897), zit. nach KRÜPE (1956).
70. ELFSTRAND, M.: Über Blutkörperchen agglutinierende Eiweiße. Görbersdorfer Veröfftl., hrsg. von R. KOBERT. Verlag F. Enke, Stuttgart, 1—159 (1898) (1956) zit. nach KRÜPE.
71. ELO, J., E. ESTOLA, and N. MALMSTRÖM: On phytagglutinins present in mushrooms. Ann. med. exp. biol. Fenn. **29**, 297 (1950).
72. EMMELOT, P.: Biochemical properties of normal and neoplastic cell surfaces: A review. Europ. J. Cancer. **9**, 319 (1973).
73. ENSGRABER, A.: Die Phythämagglutinine und ihre Funktion in der Pflanze als Kohlenhydrat-Transport-Substanzen. Ber. Dtsch. botan. Ges. **71**, 349 (1958).
74. ERSSON, B., K. ASPERG, and J. PORATH: The phytohemagglutinin from sunn hemp seeds (*Crotolaria juncera*). Purification by biospecific affinity chromatographie Biochem. Biophys. Acta **310**, 446 (1973).
75. ETZLER, M. E., and E. A. KABAT: Purification and characterisation of a lectin (plant haemagglutinin) with blood group A specificity from *Dolichos biflorus*. Biochemistry **9**, 869 (1970).
76. FARCHMIN, F., H. REUTGEN, C. BERNHARDT und P. LUTHER: Schnelles Isolierungsverfahren für *Viscum album*-Lektin an glutaraldehydstabilisierten Erythrozyten. Kriminalistik und forensische Wissenschaften **39**, 81 (1980).
77. FISCHER, K. und A. POSCHMANN: Nachweis hämolytischer Anämien infolge Neuraminidasewirkung. Die Bedeutung des Anti-T- aus der Erdnuß. Ärztl. Lab. **17**, 115 (1971).
78. FISCHER, K., A. POSCHMANN und H. OSTER: Hämolyse bei schwerer Pneumonie infolge Neuraminidasewirkung. Immunfluoreszenzdarstellung der Cryptantigene. Mschr. Kinderheilk. **119**, 2 (1971a).
79. FONT, J., A. M. LESENY, and R. BOURRILLON: Isolement et properetés dùne

phythemagglutinine anti-A, extraite des graines de *Dolichos biflorus.*, Biochim. Biophys. Acta **243**, 434 (1971).

80. FORD, W. W.: The toxins and antitoxins of Poisonous mushrooms (*Amanita phalloides*). J. infect. Dis., **3**, 191 (1960).
81. FRANZ, H., B. HAUSTEIN, P. LUTHER, U. KUROPKA und A. KIND: Isolierung und Charakterisierung von Inhaltsstoffen der Mistel (*Viscum album* L.). I. Affinitätschromatographie von Mistelrohextrakt an fixierten Plasmaproteinen. Acta biol. med. germ. **36**, 113 (1977).
82. FRANZ, H. und P. ZISKA: Antikörper und Lektine — Unterschiede und Gemeinsamkeiten. Vortrag: 1. Arbeitstagung „Lektine" 26. 5. 1977, Berlin.
83. FRIEDENREICH, V.: The THOMSEN hemagglutination phenomenon. Levin u. Munksgard, Copenhagen, (1930).
84. FUJIWARA, K.: Isolierungsversuche mit Sojaagglutinin und Antiagglutinin. Biochem. Z., **140**, (1923).
85. FURLAN, M., B. A. PERRET, and E. A. BECK: Staining of glycoproteins in polyaccrylamide and agarose gels with fluorescent lectins. Anal. Biochem. **96**, 208 (1979).
86. GAHMBERG, C. G., and S. I. KAKAMORI: Surface carbohydrates of hamster fibroblasts. II. Interaction of hamster NIL cell surfaces with *Ricinus communis* lectin and Concanavalin A as revealed by surface galactosyl label. J. Biol. Chem. **250**, 2447 (1975).
87. GALBRAITH, W., and I. J. GOLDSTEIN: Phytohemagglutinin of the lima bean (*Phaseolus lunatus*). Isolation, characterization and interaction with typ A blood group substance. Biochemistry **11**, 3976 (1972).
88. GAUBATZ, E.: Die Lebenserwartung der Patienten mit reseziertem Bronchialcarcinom nach postoperativer cytostatischer Nachbehandlung mit Trenimon, Cealysin und *Viscum album*. Pneumonologie **148**, 79 (1973).
89. GAULTIER, R.: Compt. rend. Sec. biol. **60**, 1159 (1908) Semanie med. 1907, S. 515. Zit. nach AUSTER u. SCHÄFER, (1961).
90. GELL, P. G. H., and R. R. A. COOMS: The allergic state as responsible for clinical hypersensitivity and disease. Blackwall, Oxford, 1968.
91. GIBB, B., J. ZAHN und E. SCHEIBE: Immunhämatologische Untersuchungen an Teichmuscheln (*Anodonta*). I. Blutgruppenaktive Substanzen mit Agglutinen. Z. Immun.-Forsch. **133**, 385 (1967).
92. GOLD, E. R., and P. BALDING: Receptor-specific proteins, plant and animal lectins. American Elsevier Publishing Comp. Inc. New York (1975).
93. GOLD, E. R., G. B. CANN, and T. E. THOMPSON: Studies on a mollusc extract using inhibiting and non-inhibiting salives. Vox Sang. **12**, 461 (1967).
94. GOLDSTEIN, I. J., S. HAMMARSTRÖM, and G. SUNDBLAD: Precipitation and carbohydrate-binding specificity studies on wheat germ agglutinin. Biochim. Biophys. Acta **405**, 53 (1975).
95. GRABAR, P., C. A. WILLIAMS: Méthode permettant létudde conjugneé des propriétés electrophorétiques et immunochimiques dûn mélange de proteines. Aplication au sérum sanguin. Biochim. et Biophys. Acta **10**, 193 (1953).
96. GRAZI, G.: Die Kunst, die Mistel (*Viscum album* L.) auf Eichen und Ulmen zu züchten. Separatum: Verein für Krebsforschung Arlesheim/Schweiz (1979).
97. GREAVES, M. F., and G. JANOSSY: Elicitation of selective T and B lymphocyte responses by cell surface ligands. Transpl. Rev. **11**, 87 (1972).

98. GÜNCZLER, M. und G. SALZER: Iscadortherapie in der Nachbehandlung operierter Carcinome. Österreichische Ärztezeitung **24**, 2290 (1969).
99. HALL, J., and D. T. ROWLANDS: Heterogeneity of lobster agglutinina. I. Purification and physiochemical characterization. Biochemistry **13**, 821 (1974).
100. HALLER, H. VON: „Medicin. Lexicon" 1755, S. 1328 zit. MADAUS (1938).
101. HAMBLIN, J., and S. P. KENT: Possible role of phytohemaglutinin in *Phaseolus vulgaris* L. Nature New Biol. **245**, 28 (1973).
102. HAMMARSTRÖM, C.: Binding of *Helix pomatia* A hemmagglutinin to human erythrocytes and other cells. Influence of multivalent interaction on affinity. Scand. J. Immunol. **2**, 53 (1973).
103. HANFLAND, P. und G. UHLENBRUCK: Aktuelle immunchemische Betrachtungen zum Aufbau der Tumorzellmembran. J. Clin. Chem. Clin. Biochem. **16**, 85 (1978).
104. HYES, C. E., and I. J. GOLDSTEIN: An α-D-galactosylbinding lectin from Bandeiraea *simplicifolia* seeds. Isolation by affinity chromatography and characterization. J. Biol. Chem. **249**, 1904 (1974).
105. HECKER, A. F.: Practische Arzneimittellehre. Erfurt, 1829 (nach MADAUS, 1938).
106. HEINRICHER, E.: Über besondere Keimungsbedingungen der Samen von *Arceuthobium*. Zbl. f. Bakteriologie 2. Abt. XLII, (1915).
107. HELIN, H.: Der giftige Eiweißkörper Abrin und dessen Wirkung auf das Blut. Inaug. Diss., Dorpat (1891).
108. HELLSTRÖM, U., S. HAMMARSTRÖM, M. L. DILLINER et al.: Fraktionation of human blood lymphozytes on Helix pomatia A hemagglutinin coupled to Sepharose beads. Scand. J. Immunol. **5**, 45 (1976).
109. HERZ, F., and E. KAPLAN: Effect of glutaraldehyde fixation on erythrocyte agglutinability. Proc. Soc. Exp. Biol. and Mod. **144**, 1017 (1973).
110. HILDEMANN, W. H.: Some new concepts in immunological phylogeny. Nature **250**, 116 (1974).
111. HILDEMANN, W. H. und T. G. DIX: Transplantation **15**, 624 (1972) Zit. nach HILDEMANN (1974).
112. HORAK, C.: Vergleichende Mineralstoffanalysen an einigen Loranthaceen und deren Wirtspflanzen. Z. Pflanzenphysiol. **73**, 461 (1974).
113. HORAK, O.: Vergleichende Mineralstoffanalysen an einigen Loranthaceen und deren Wirtspflanzen. Z. Pflanzenphysiol. **73**, 461 (1974).
114. HÓREJSI, V., M. TICHA, and J. KOCOUREK: Studies of lectins. XXXII. Application of affinity electrophoresis to the study of the interaction of lectins and their derivates with sugars. Biochim. Biophys. Acta **499**, 301 (1977).
115. HUDGIN, R. L., W. E. PRICER, and G. ASHWELL: The isolation and properties of a rabbit liver binding protein specific for asialoglycoproteins. J. Biol. Chem. **249**, 5536 (1974).
116. HUDGIN, R. L., and G. ASHWELL: Studies on the role of glycosyltransferases in the hepatic binding of asialoglycoproteins. J. Biol. Chem. **249**, 7369 (1974).
117. HUFF, C. G.: Immunity in invertebrates. Physiol. Rev. **20**, 68 (1940).
118. ISHIYAMA, I., A. TAKATSU, W. GIELEN, and G. UHLENBRUCK: An agglutinin from the snail Dolabella, reacting with a neuraminic acid containing structure. Haematilogia **6**, 109 (1971).
119. JERMYN, M. A.: Precipitation reactions between components of plant tissue extracts. Austr. J. Plant. Physiol. **2**, 533 (1975).

120. JOHNSON, H. M.: Human blood group A_1, specific agglutinin of the butter clam *Saxidomus giganteus*. Science **146**, 548 (1964).
121. KAMBERGER, W.: An ouchterlony double diffusion study on the interaction between legume lectins and rhizobial cell surface antigens. Arch. Microbiol. **121**, 83 (1979).
122. KILBOURNE, E. D., W. N. KRISTENSON, and M. SANDE: Influenza-Virus-Neuramindase. J. Virol. **2**, 761 (1968).
123. KIND, A., and P. ZISKA: Zur Trennung der Untereinheiten des Lektins aus *Viscum album*. Vortrag: 3. Arbeitstagung Lektine, Berlin, 8. 6. 1979.
124. KLEIN, P. J., R. A. NEWMAN, P. MÜLLER, G. UHLENBRUCK, H. E. SCHÄFER, K. J. LENNARTZ, and R. FISCHER: Histochemical methods for the demonstration of Thomsen-Friedenreich antigen in cell suspensions and tissue sections. Klin. Wschr. **56**, 761 (1978).
125. KOCH, Fr. E.: Experimentelle Untersuchungen über lokale Beeinflussung von Impfgeschwülsten. Z. Krebsforsch. **47**, 4 (1938).
126. KÖHLER, W.: Reaktionen von Mikroorganismen mit Protektinen. In PERLICK, E., W. PLENERT und O. PROKOP (Hrsg.) Fortschr. der Hämatologie Bd. 1, A. Barth-Verlag, Leipzig, S. 41 ff. (1970).
127. KÖHLER, W., A. KMONIČEK, O. KÜHNEMUND, P. LUTHER, O. PROKOP und A. ZUREK: Antikörperähnliche Substanzen in *Polystictus perennis* (Dauerporling). Acta biol. med. germ. **31**, 121 (1973).
128. KAUSS, H., and CH. GLASER: Carbohydrate-binding proteins from plant walls and their possible involfement in extension growth. Febs Letters **45**, 304 (1974).
129. KOLB, H.: On the phylogenetic origin of the immune system. A hypothesis. Dev. Comp. Immunol. **1**, 193 (1977).
130. KOLBERG, J.: Isolation and partial characterization of a mitogenic lectin from *Lathyrus odoratus* seeds. Acta path. microbiol. scand. Sect. C **86**, 99 (1978).
131. KÖTTGEN, E.: Lectine. Struktur — Funktion und analytischer Einsatz in biologischen Systemen. Klin. Wschr. **55**, 359 (1977).
132. KRAMER, H.: Arbeitsanleitung zum Lymphozyten-Transformationstest (LTT) — FLT Berlin-Buch, Abt. Immunologie (1977).
133. KRAUS, R. und ST. LUDWIG: Über Bakterienhämagglutination und Antihämagglutination. Wien, klin. Wschr. **120** (1902).
134. KRITSCHEWSKY, J. L.: Über bakterielle Agglutinine und Präzipitine vegetabilischer Herkunft in Zusammenhang mit der Frage über die Fähigkeit der Pflanzen, Immunitätskörper zu produzieren. Z. f. Immunitätsforsch. Originale **22**, 381 (1914).
135. KRÜPE, M.: Blutgruppenspezifische pflanzliche Eiweißkörper (Phytoagglutinine). Verlag Enke, Stuttgart, (1956).
136. KRÜPE, M., and CHR. BRAUN: Über pflanzliches Hämagglutinin gegen menschliche B-Blutzellen. Naturw. **281**, (1952).
137. KURTH, R., and H. BAUER: Avian RNA tumor virus. A model for study in tumour associated cell surface alterations. Biochim. Biophys. Acta **417**, 1 (1975).
138. LANDSTEINER, K.: Über Agglutinationserscheinungen normalen menschlichen Blutes. Wien, klin. Wschr. 1132, (1901).
139. LANDSTEINER, K.: Beobachtungen über Hämagglutination. Wien, klin. Rdschr. **774**, (1902).

140. LANDSTEINER, K. und H. RAUBITSCHEK: Beobachtungen über Hämolyse und Hämagglutination. Zbl. Bakt. I.O., **45**, 660 (1907).
141. LANDSTEINER, K.: Pflanzliche Hämagglutinine (Phytagglutinine). In Oppenh. Hdb. d. Biochem. d. Menschen u. d. Tiere. 1. Auflage Bd. 2 I. Hälfte, 339, (1910).
142. LENZE, F.: Über Hämagglutinine der Leguminosen. Inaug. Diss., Gießen (1909).
143. LEROI, R.: Klinische Erfahrungen mit dem Mistelpräparat Iscador. In: Die Mistel in der Krebsbehandlung. Hgg. O. Wolff Vittorio Klostermann, Frankfurt, 1975, S. 55ff.
144. LICHTENSTEIN, L. M., and A. C. OSLER: Studies of the mechanisms of hypersensitivity phenomena. IX. Histamine release from human leucocytes by ragweed pollen antigen. J. Exp. Med. **120**, 507 (1964).
145. LILIE, F. R.: Studies of fertilization. V. The behavior of the spermatozoa of Nereis und Arbacia with special reference to egg-extractives. J. Exp. Zool. **14**, 515 (1913).
146. LILIE, F. R.: Problems of fertilization, Univ. of Chicago Press, Chicago (1923).
147. LINER, I. E.: Phytohemagglutinins (Phytolectins). Ann. Rev. Plant. Physiol. **27**, 291 (1976).
148. LIS, H., R. LOTAN, and N. SHARON: Methode in enzymology, London 1974. Vol. XXXIV. Affinity Techniques p. 341ff.
149. LIS, H., and N. SHARON: Lectins: Their chemistry and application to immunology. In: The antigens. M. Sela (Hsg.), Vol. 4. Academic Press. New York (1977).
150. LÖFFLER, B.: Tharandter Forstliches Jahrbuch 74, 49, (1923).
151. LOTAN, R., and N. SHARON: Peanut (Arachis hypogaea) agglutinin. in: Methods in Enzymology Vol. L. Academic Press New York, 361, (1978).
152. LONICERUS: „Kreuterbuch“, 1564, S. 133, zit. MADAUS, (1938).
153. LUNNEY, J., and G. ASHWELL: Hepatic receptor of avian origin capable of binding specifically modified glycoproteins. Proc. Natl. Acad. Sci. **73**/341 (1976).
154. LUTHER, P.: Blutgruppensubstanzen und antikörperähnliche Verbindungen bei Insekten und Pflanzen. Promotion A, Humboldt-Universität zu Beriln (1974).
155. LUTHER, P.: Zur Agglutination von menschlichen Erythrozyten und Aszites-Tumorzellen der Maus durch Extrakte aus der Mistel (*Viscum album* L.). Acta biol. med. germ. **35**, 123 (1976).
156. LUTHER, P., W. H. MEHNERT, A. GRAFFI und O. PROKOP: Reaktionen einiger antikörperähnlicher Substanzen aus Insekten (Protektine) und Pflanzen (Lektine) mit Aszites-Tumorzellen. Acta biol. med. germ. **31**, K 11, (1973a).
157. LUTHER, P.: Ein präzipitierendes Anti-B aus *Viscum album* L. Dt. Gesundh.-wesen **29**, 1487 (1974a).
158. LUTHER, P.: Anwendungsmöglichkeiten von Lektinen aus der Mistel (*Viscum album* L.). Vortrag 4. Arbeitstagung „Markierte Antikörper“ Berlin 22.—23. 5. 1975, Ref.: Z. f. gesamte Hygiene 22, 676 (1976).
159. LUTHER, P., O. PROKOP, W. KÖHLER und O. KÜHNEMUND: Ein neues heterophiles Agglutinin „Anti A_{AS}“ in Raupen und Puppen von *Agrotis segetum* (Schiff). Z. Immun.-Forsch. **144**, 88 (1972a).
160. LUTHER, P. und O. PROKOP: P- und B-Substanzen bei *Hirudo medicinales*, Immuninformation 2, 18 (1972b).
161. LUTHER, P., O. PROKOP und W. KÖHLER: Ein heterophiles Anti-B („Anti-B_{VA}“) aus Extrakten von *Viscum album* L. Z. Immun.-Forsch. **146**, 29 (1973b).

162. LUTHER, P., D. OTTO, W. KÖHLER und G. FISCHER: Immunisierungsversuche zur Erzeugung von antikörperähnlichen Substanzen bei Raupen von *Mamestra brassicae* L. (Insecta, Lepid., Noct.). Acta biol. med. germ. **34**, 1421 (1975).
163. LUTHER, P., I. SEHRT and K.-CH. BERGMANN: Interactions between leucozytes and Viscum-Lektin, IgE and histamine liberation. 4th European Immunol. Meeting (1978a) Budapest, 12.—14. 4. 1978.
164. LUTHER, P., I. SEHRT, K.-CH. BERGMANN, and H. REUTGEN: Allergie and Lektine — Wechselwirkung zwischen IgE-vermittelter Histaminfreisetzung und Glykoproteinen aus *Viscum album* L. (Mistel). Acta biol. med. germ. **37**, 1623 (1978).
165. LUTHER, P.: Reaktionen zwischen Serumglykoproteinen und Viscum-Lektin. Vortrag: 2. Arb.-Tagung „Lektine", Berlin, 31. 5.—1. 6. 1978. Allergie u. Immunol. **25**, 155 (1979).
166. LUTHER, P.: Rezeptorspezifische Proteine (RSP) — Nachweis einiger noch unbekannter Lektine aus Insekten und Pilzen. Krim. Forens. Wiss. **33**, 97 (1978).
167. LUTHER, P., H. FRANZ, B. HAUSTEIN und K.-CH. BERGMANN: Isolierung und Charakterisierung von Inhaltsstoffen der Mistel (*Viscum album* L.). II. Wirkung von agglutinierenden und zytotoxischen Fraktionen auf Mäuse-Aszites-Tumorzellen. Acta biol. med. germ. **36**, 119, (1977).
168. LUTHER, P. und H. KIRK: Antikörperähnliche Verbindungen in dem Myzel von holzbewohnenden Pilzen. Dt. Gesundh.-Wesen **29**, 2298, (1974).
169. LUTHER, P.: Reaktionen zwischen Serumglykoproteinen und Viscum-Lektin. Vortrag: 2. Arb.-Tagung „Lektine", Berlin, 31. 5.—1. 6. 1978.
170. LUTHER, P. und W. H. MEHNERT: Zum serologischen Verhalten einiger handelsüblicher Präparate aus *Viscum album* L., insbesondere des Iscador® in Bezug auf menschliche Blutzellen und Aszites-Tumorzellen von Mäusen. Acta biol. med. germ. **33**, 351 (1974).
171. LUTHER, P. und W. H. MEHNERT: Charakterisierung eines Anti-Mistel-Lektins mit verschiedenen immunologischen Methoden. Vortrag: V. Tagung „Markierte Antikörper" Berlin, 31. 5.—1. 6. 1976. Allergie und Immunol. **23**, 226, (1977).
172. LUTHER, P., H. THEISE, B. CHATTERJEE, D. KARDUCK, and G. UHLENBRUCK The lectin from *Viscum album* L.: Isolation, characterization, properties and structure. Int. J. Biochem. **11**, 429 (1980).
173. LUZSA, G., and E. POLLAGH: The role of *Viscum album* — Iscador — at the therapy of breast cancer metastases. Vortrag: 8th Congress Soc. Hungarian Radiologists, Budapest, Okt. (1976).
174. LUZIK, M. D.: Die Antigengeschwulsteigenschaften des PHA der Mistel (*Viscum album*). Deprovidi AN SSR Sec. B., 541 (1975).
175. MADAUS, G.: Lehrbuch der Biologischen Heilmittel. Bd. III Georg Thieme Verlag Leipzig (1938).
176. MAGRO, A. M., and H. BENNICH: Concanavalin A induced histamine release from human basophiles in vitro. Immunology **33**, 51 (1977).
177. MAHAN, D. E., and R. L. COPELAND: A method using toluene-2,4-diisocyanate and glutaraldehyds to stabilize and conjugats antigens to erythrozytes for use in passive hemagglutination tests. J. Immunol. Methods **19**, 217 (1978).
178. MATSUMOTO, I., and T. OSAWA: Purification and characterisation of an anti-H (0) phytohemagglutinin of *Ulex europaeus*. Biochim. Biophys. Acta **194**, 180 (1969).

179. MATTHIOLI, A.: „Kreuterbuch", Frankfurt a. Mayn, M.D.I. XXXVI (1586) von Misteln Cap. LXVIII.
180. MATTHIOLUS, A.: „New Kreutterbuch", 1626, S. 277/C (zit. MADAUS (1938)).
181. MAURER, R.: Disk-Elektrophorese. Theorie und Praxis der diskontinuierlichen Polyacrylamidgel-Elektrophorese. Walter de Gruyter u. Co., Berlin (1968).
182. MAY, C. D., M. LYMAN, R. ALBERTO, and J. CHENG: Procedes for immunochemical histamine release from leucocytes with smal volume of blood. J. Allergy **46**, 12 (1970).
183. MIRELMAN, D., E. GALUN, N. SHARUN, R. LOTAN: Inhibition of fungal growth by wheat germ agglutinin. Nature 256, 414 (1975).
184. MÜLLER, H. E.: Die pathogenetische Bedeutung mikrobieller Neuraminidasen. Dtsch. med. Wschr. **99**, 1933 (1974).
185. MÜLLER, J.: Verfahren zur Gewinnung eines Arzneimittels. Deutsches Patentamt, Auslegeschrift 1130112 der CIBA AG, Basel (1967).
186. MUNTER, J.: Studies on the occurrence of hemagglutinins in seeds. Ann. med. exp. biol. Fenn. **27**, 12 (1949).
187. NAGATA, Y.: Wheat germ agglutinin. Isolation and characterization. J. Biol. Chem. **247**, 2248 (1972).
188. NEWMAN, R. A., and G. UHLENBRUCK: Investigation into the occurence and structure of lectin receptors on human and bovine erythrocyte, milk-fat globule and lymphocyte plasma-membrane glycoproteins. Europ. J. Biochem. **76**, 149 (1977).
189. NEWMAN, R. A., W. M. GLÖCKNER, and G. UHLENBRUCK: Carbohydrate composition of peripheral, cultured and leucaemic human lymphocyte plasma membranes. Z. Immun.-Forsch. **154**, 186 (1978a).
190. NEWMAN, R. A., G. UHLENBRUCK, K. SCHUMACHER, A. MILL, and D. v. KARDUCK: Interaction of peanut agglutinin with human Lymphocytes. Binding properties and topology of the receptor site. Z. Immun.-Forsch. **154**, 451 (1978).
191. NICHOLSON, C.: The mistletoe and its hosts. — The Gardeners Cronicle 3ser., XCI, (1932).
192. NICOLSON, G. L.: The interactions of lectins with animals cell surfaces. Int. Rev. Cytol. **39**, 89 (1974).
193. NICOLSON, G. L.: Transmembrane control of the receptors on normal and tumour cells. I. Cytoplasmic influence over cell surface components. Biochim. Biophys. Acta **457**, 108 (1976).
194. NIENHAUS, J., M. STOLL, and F. VESTER: Thymus stimulation and cancer prophylaxis by Viscum proteins. Experientia **26**, 5 (1970).
195. NOGUCHI, H.: The interaction of the blood of coldblooded animals, with reference to haemolysis, agglutination and precipitation. Univ. Penn. med. Bull. 295 (1902).
196. NOGUCHI, H.: On the multiplicity of the serum haemagglutinins of cold-blooded animals. Zbl. Bakt. I, Abt. Orig. **34**, 286 (1903).
197. NOVOGRODSKY, A., A. L. RUBIN, and K. H. STENZEL: Selective suppression by adherent cells, prostaglandin and cyclic AMP analogues of blastogenesis induced by different mitogens. The J. of Immunol. 122, 1 (1979).
198. NOVOGRODSKY, A., K. H. STENZEL, and A. L. RUBIN: Stimulation of human peripheral Blood lymphozytes by periodate, galactose oxidase, soybean agglutinin

and peanut agglutinin: Differential effects of adherent cells. J. Immunol. **118**, 852–857 (1977).

199. Nowak, T. P., and S. H. Barondes: Agglutinin from *Limulus polyphemus*. Purification with formalinized horse erythrozytes as the affinity adsorbent. Biochim. Biophys. Acta **393**, 115 (1975).
200. Olsnes, S.: Ricin and ricinus agglutinin, toxic lectins from castor bean. Methode in Enzymology. Vol. L Complex Carbohydrates. Acad. Press. New York (1978a).
201. Olsnes, S.: Toxic and nontoxic lectins from *Abrus precatorius*. Methods in Enzymology. Vol. L. Complex Carbohydrates. Acad. Press. New York (1978b).
202. Olson, T., and G. Samuelsson: The amino acid sequence of Viscotocin A 2 from the european mistletoe (*Viscum album* L, Loranthaceae). Acta Chem. Scand. **26**, 585 (1972).
203. Paracelsus: Sämtl. Werke, Bd. 2, 619 (um 1520) (zit. Madaus, 1938).
204. Pardoe, G. I., G. Uhlenbruck, and G. W. G. Bird: Studies on some heterophile receptors of the Burkitt E B 2 lymphoma cell. Immunology **18**, 73 (1970).
205. Pardoe, G. I., G. Uhlenbruck, D. J. Anstee, and U. Reifenberg: On the specificity of broad spectrum agglutinins. III. Heterophile agglutinins associated with anti-B-like specificity. Z. Immun.-Forsch. exp. klin. Immunol **139**, 468 (1970).
206. Pardoe, G., G. Bird, G. Uhlenbruck, I. Spenger, and M. Heggen: Heterophile agglutinins with a broadspectrum specificity. VI. The nature of the cell surface receptors for the agglutininin present in the seeds of *Amaranthus caudatus*, *Maclura surantiaca*, *Datura stramonium*, *Phaseolus vulgaris*, *Viscum album* and *Molucella laevis*. Z. Immun.-Forsch. **140**, 374 (1970).
207. Parisch, C. H.: Simple model for self-non-self discermination in invertebrates. Nature **267**, 711 (1977).
208. Pearson, T. W., G. E. Roelands, L. B. Lundin, and K. S. Mayor-Withey: The bovine lymphoid system: Binding and stimulation of peripheral blood lymphocytes by lectins. J. Immunol. Meth. **26**, 271 (1979).
209. Pemberton, R. T.: Anti-A and anti-B of gastropod origin. Annals New York Academy of sciences 95, (1974).
210. Philipps, L. G., H. Bretting, and E. A. Kabat: Galactose inhibitable mitogen for human lymphocytes from sponge *Axinella polypoides*. J. Immunol. **117**, 1226 (1976).
211. Pipkova, J., V. Horejsi, and J. Kocourek: Studies on lectins. XXXIV. S-Glycosyl-Polyacrylamide gels für affinity chromatography of lectins. Biochim. Biophys. Acta **541**, 515 (1978).
212. Plinius, D.: Historia Naturalis, Liter. XVI. 95 (zit. n. Tabeuf, 1923).
213. Pora, A., E. Pop, D. Rosca und A. Radu: Der Einfluß der Wirtspflanze auf den Gehalt der hypotensiven und herzwirksamen Prinzipien der Mistel (*Viscum album* L.).
214. Poretz, R. D., H. Riss, J. W. Timbartlake, and S. U. Chien: Purification and properties of the hemagglutinin from *Sophora japonica*. Biochemistry **12**, 250 (1974).
215. Potter, H.: Mat.-med. (1898), S. 487 (nach Madaus, 1938).
216. Power, Cambier: Pharm. Journ. and Transact. (1890) S. 711 (zit. nach Krüpe, 1956).

216. PRIEMER, N.: Malignomtherapie mit Iscador. Weleda Korrespondenz-Blätter für Ärzte **86**, 16 (1974).
217. PROKOP, O., A. GRAFFI, F. HOFFMANN und S. SCHNITZLER: Untersuchungen über die Nachweisbarkeit von N-Acetyl-Galactosamin bei menschlichen Tumoren und eventuelle medizinische Konsequenzen aus den Befunden. Dt. Gesundh.-Wesen **23**, 1926 (1968).
218. PROKOP, O., A. GRAFFI, P. LUTHER, C. GAUWERKY und G. UHLENBRUCK: Anmerkungen zur Frage der Analyse der spezifischen Antigenität der Tumorzellen mittels Protektinen und Lektinen. Dt. Gesundh.-wesen **29**, 2328 (1974a).
219. PROKOP, O., A. GRAFFI und S. SCHNITZLER: „Immunchemical andgrouping" mit Helix-Agglutininen an Aszitestumoren. Vergleiche mit den Blutzellen der Tiere. Acta biol. med. germ. **20**, K 9, (1968).
220. PROKOP, O., A. GRAFFI und S. SCHNITZLER: Ergänzende Untersuchungen zu Fragen der Tumorspezifität von N-Acetyl-D-Galaktosamin bei der Ratte. Acta biol. med. germ. **20**, K 21, (1968c).
221. PROKOP, O., and D. SCHLESINGER: P_1 blood group substance in *Lumbricus terrestris* (earthworm) and *Ascaris suum*. Nature **209**, 1255 (1966).
222. PROKOP, O., D. SCHLESINGER, and A. RACKWITZ: Über eine thermostabile „Antibody like substance" (Anti-A_{hel}) bei *Helix pomatia* und deren Herkunft. Z. Immun.-Forsch. **129**, 402 (1965).
223. PROKOP, O. und G. UHLENBRUCK: Lehrbuch der menschlichen Blut- und Serumgruppen. VEB G. Thieme Verlag, Leipzig (1966).
224. PROKOP, O., G. UHLENBRUCK und W. KÖHLER: Protektine, eine neue Klasse antikörperähnlicher Verbindungen. Dt. Gesundh.-Wesen **23**, 318 (1968).
225. PROKOP, O., G. UHLENBRUCK, G. STEINHAUSEN und A. RACKWITZ: Zur Erkennung von T-transformierten Erythrozyten mit Hilfe heterophieler Agglutinine. Acta biol. med. germ., **33**, 259 (1974).
226. PUNIN, W.: Über den Wirkungsmechanismus der pflanzlichen Anti-O-Agglutinine. Z. Naturforschung **7b**, 48 (1952).
227. PYE, A. E., and H. G. BOMAN: Insect immunity. III. Purification and partial characterization of immune protein P 5 from hemolymph of *Hyalophora cecropia* pupae. Infect. Immun. **17**, 408 (1977).
228. RADASZKIEWICZ, T., E. WEIRICH, and H. DENK: Erythrocyte adherence to the marginal zone of mouse spleen follicle mediated by receptor (s) for neuraminic acid. Z. Immun.-Forsch. **155**, 319—329 (1979).
229. RASMUSON, T., and H. G. BOMAN: The assay and the specificity problem in insect immunity. Developmental Immunobiology **83**, (1977).
230. REGOECZI, E., M. W. G. HATTON, and P. A. CHARLWOOD: Carbohydrate — mediated elimination of avian plasma glycoproteins in mamals. Nature **254**, 699 (1975).
231. RENKONEN, K. O.: Studies on hemagglutinins present in seeds of some representatives of leguminosae. Ann. Med. Exp. Fenn (Helsinki) **26**, 66 (1948).
232. RENWRANTZ, L., and U. BERLINER: A galactose specific agglutinin, a blood group H active polysaccharide, and a trypsin inhibitor in albumin glands and eggs of *Arianta abrustorum* (Helicidae). Invertebrate Pathology **31**, 171 (1978).
233. ROTH, J.: The Lectines. Molecular probes in cell biology and membrane research. Gustav Fischer Verlag Jena (1978).
234. SALZER, G.: Klinischer Versuch zur Verbesserung des Schicksals „radikal-

operierter“ Bronchuskarzinompatienten. Z. Erkrank. Atm.Org. **142**, 127–131 (1975).
235. SALZER, G.: Zwischenauswertung einer kontrollierten Magenstudie in Wien am Ludwig Bolzmann Institut für Onkologie (März, 1978).
236. SAMTLEBEN, K.: Persönliche Mitteilungen (1979).
237. SAMUELSSON, G.: Mistletoe toxins. Systematic Zoology **22**, 566 (1973).
238. SAMUELSSON, G., L. SEGER, and T. OLSON: The amino acid sequence of oxidized viscotoxin A 3 from the european mistletoe (*Viscum album* L, Loranthaceae). Acta Chem. Scand. **22**, 2624 (1968).
239. SAJNER, J. und O. VERIS: Über das Vorkommen von Histamin in *Viscum album*. Pharmazie **13**, 170 (1958).
240. SAJNER, J. und O. VERIS: Histaminwirkungen von Mistelinfus. Pharmazie 12, 84 (1957).
241. SCHEIDEGGER, I.: Une micromethode de l'immuno-electrophorese. Int. Arch. Allergy 7, 103 (1955).
242. SCHERBAUM, I., K. DRÖSSLER, P. ZISKA und H. FRANZ: Zur Einwirkung des Lektins aus *Viscum album* auf Lymphozyten- und Makrophagen-Zellkulturen. Allergie u. Immunol. **24**, 208 (1978).
243. SCHIFF, F.: Agglutination durch pflanzliche Stoffe (Phytagglutinine). In Oppenh. Hdb. d. Biochem. d. Menschen u. d. Tiere. 2. Aufl. 3, 346 (1925).
244. SCHMIDT, H.: Hämagglutination durch Extrakte aus Pflanzensamen. In: Fortschritte der Serologie. Verl. Dr. Dietrich Steinkopff, Darmstadt, 2. Aufl. Lfrg. 13, 802 (1953).
245. SINGER, O.: Ein Beitrag zur Kenntnis der Mistel (*Viscum album* L.). Pharmazie **13**, 781 (1958).
246. SINGER, O.: Ein Beitrag zur Geschichte der medizinischen Verwendung der Mistel (*Viscum album* L.) und ihr Vorkommen auf der Eiche. Pharmazie **14**, 104 (1959).
247. SCHNITZLER, S.: Hämagglutinine aus Wirbellosen unter besonderer Berücksichtigung des Anti-A_{HP}. In: Fortschritte der Hämatologie. Verlag J. Ambrosius Barth, Leipzig (1977).
248. SCHNITZLER, S.: Lektine — insbesondere Anti-A_{HP} — und Tumorforschung. Krebsgeschehen **6**, 152 (1978a).
249. SCHNITZLER, St. und H. DAVID: Korrelation zwischen Distribution und Bindungsverhalten der Anti-A_{HP}-Rezeptoren auf menschlichen Erythrozyten. Vortrag 4. Arbeitstag. Markierte Antikörper, 22.–23. 5. (1975), Berlin.
250. SCHNITZLER, S., A. GRAFFI und O. PROKOP: Zur Rekation der Helix-Agglutinine mit Zajdela-Hepatomzellen im Hinblick auf die Antikörpersterik. Acta biol. med. germ. **21**, 877 (1968).
251. SCHNITZLER, St. und R. KILIAS: Über das Vorkommen von Hämagglutininen bei Landlungenschnecken. Blut **20**, 221 (1970).
252. SCHNITZLER, S., W. KRÜGER, D. FELIX, H. DAVID, I. UERLINGS, M. BÖTTGER und W. KOHN: Reinigung und Eigenschaften der Hämagglutinine Anti-A_{CN} und Anti-A_{CA}. Z. Klin. Chem. **9**, 304 (1971).
253. SCHNITZLER, S. und O. PROKOP: Rätselhafte Lektine. Wissenschaft u. Fortschritt **28**, 271 (1978).
254. SCHUHMACHER, K., G. UHLENBRUCK, B. P. CHATTERJEE, G. STEINHAUSEN,

P. Vaith, and A. Van Mil: A new group of mitogenic lectins from invertebrate sources. Z. Immun.-Forsch. **154**, 62 (1978).
255. Sehrt, I., K.-Ch. Bergmann, I. Dehnert und R. Christ: Allergeninduzierte Histaminfreisetzung zur in vitro-Diagnostik des atopischen extrinsic Asthma. Dtsch. Gesundh. Wesen **32**, 303 (1977).
256. Seidl, S., J. Murgic, and D. Teixidor: Untersuchungen zur Tiefkühlkonservierung von Blut. III. Die Verwendbarkeit der „droplet-freezing-technique" für die Konservierung von Test-Erythrozyten. Blut XXV, 364 (1972).
257. Sela, B.-A., J. L. Wang, and G. M. Edelman: Isolation of lectins of different specificities on a single affinity adsorbent. J. Biol. Chem. **250**, 7535 (1975).
258. Sharif, A., J. Brochier, and R. Bourrillon: Specific activation of human T-lymphocytes by *Robinia pseudacacia* seed lectin. Cell. Immunol. **31**, 302 (1977).
259. Sharif, A., Lethibichthuy J. Brochier, Y. Goussault, R. Bourrilon: Activation of human B-lymphocytes by *Robinia pseudacacia* lectin in the presence of τ-cells. Immunology **35**, 643 (1978).
260. Sharon, N.: Lectins. Scientific American **236**, 108 (1977).
261. Shore, P. A., A. Burkhalter, and V. H. Cohn: A method for the fluoreometric assay of histamine in tissues. J. Pharmacol. Exp. Ther. **127**, 182 (1959).
262. Singer, S. J., and G. L. Nicolson: The fluid mosaic model of the structure of cell membranes. Science **175**, 720 (1972).
263. Steiner, R.: Geisteswissenschaft und Medizin. 20 Vorträge. 4. Auflage, Rudolf Steiner Nachlaßverwaltung, Dornach, 1961.
264. Stillmark, H.: Über Ricin, ein giftiges Ferment aus den Samen von *Ricinus communis* L. und einigen anderen Euphorbiaceen. Inaug. Diss. Dorpat (1888).
265. Stillmark, H.: Über Ricin. Arb. Pharmakol. Inst. zu Dorpat **3**, 59 (1889).
266. Stockert, R. J., A. G. Morell, and I. H. Scheinberg: Mammalian hepatic lectin. Science **186**, 365 (1974).
267. Stockert, R. J., A. G. Morell, and I. H. Scheinberg: The existence of a second route for the transfer of certain glycoproteins from the circulation in the liver. Biochem. Biophys. Res. Comm. **68**, 988 (1976).
268. Stopp, F.: Unsere Misteln. A. Ziemsen Verlag, Lutherstadt Wittenberg (1961).
269. Sturluson, S.: „Jüngere Edda" um (1220). Zit. nach Tubeuf, K., „Monographie der Mistel". Verl. R. Oldenbourg, München u. Berlin, 1923.
270. Summner, J. B., and V. A. Graham: The globulins of the Jack bean meal (*Canavalia ensiformis*) Concanavalin. J. biol. Chem. **64**, 257 (1925).
271. Terao, T., T. Irimura, and T. Osawa: Purification and characterization of a hemagglutinin from *Arachis hypogaea*. Hoppe-Seylers, Z. Physiol. Chem. **356**, 1685 (1975).
272. Theise, H., P. Luther, H. Reutgen und I. Behlke: Beitrag zum molekularen Aufbau des Lektins aus *Viscum album*. Vortrag: 2. Arb.-Tagung „Lektine", Berlin, 31. 5. – 1. 6. 1978.
273. Thomsen, O.: Ein vermehrungsfähiges Agens als Veränderer des isoagglutinatorischen Verhaltens der roten Blutkörperchen, eine bisher unbekannte Quelle der Fehlbestimmungen. Z. Immun.-Forsch. **52**, 85 (1927).
274. Tobiŝka, J.: Die Phythämagglutinine. Hrsg. W. Reimann (Monographie). Akademie-Verlag, Berlin (1964).
275. Tomita, M., T. Kurokowa, K. Onozaki, N. Ichiki, T. Osawa, and T. Ukita:

Purification of galactose-binding phytoagglutinins and phytotoxins by affinity column chromatography using sepharose. Experientia **28**, 84–85 (1972).

276. TRIPLETT, E. L., J. E. CUSHING, and G. L. DURALL: Observations on some immune reactions of the sipunculid worm *Dendrostomumzostericolum*. Amer. Naturalist. **92**, 287 (1958).
277. TRIPP, M. R.: Hemagglutinin in the blood of the ouster *Crassostea virginica*. J. Invertebr. Pathol. **8**, 478 (1966).
278. TABERNAEMONTANUS, J.: New vollkommen Kräuterbuch. Basel (1664) (zit. nach SINGER, 1959).
278a. VON TUBEUF, K.: Monographie der Mistel. Verlag R. Oldenbourg; München und Berlin, 1923.
279. TYLER, A.: Natural heteroagglutinins in the bodyfluids and seminal fluids of various invertebrates. Biol. Bull. **90**, 213 (1946).
280. TYLER, A., and C. B. METZ: Natural heteroagglutinins in the serum of the spiny lobster, *Panulirus interruptus*. I. Taxonomic range of acticity, electrophoretic and immunizing properties. J. exp. Zool. **100**, 387 (1945).
281. TYLER, A., and B. T. SCHEER: Natural heteroagglutinins in the serum of the spiny lobster, *Panulirus interruptus*, II. Chemical and antigenic relation to the blood proteins. Biol. Bull. **89**, 193 (1945).
282. UHLENBRUCK, G.: Über Mucoide von Zelloberflächen. Chimia **25**, 10 (1971).
283. UHLENBRUCK, G., and B. P. CHATTERJEE: In: Aktuelle Probleme der inneren Medizin, S. 179–185, F. K. Schattauer Verlag, Stuttgart–New York (1977).
284. UHLENBRUCK, G., B. BALDO, and G. STEINHAUSEN: Anticarbohydrat precipitins and hemagglutinins in haemolymph from *Tridacna maxima* (Röding). Z. Immun-Forsch. **150**, 354 (1975).
285. UHLENBRUCK, G., H. OTTEN, U. REHFELDT, U. REIFENBERG und O. PROKOP Enzymatischer Abbau der Erythrozytenmembran: Topochemie verschiedener A_{hel}-Rezeptoren sowie Nachweis inkompletter j-Antikörper durch Subtilisin-A-Behandlung. Z. Immun.-Forsch. **134**, 476 (1968).
286. UHLENBRUCK, G., and M. PALATNIK: Similarity of glycoproteo-galactans in the albumin glands from *Achatina* and *Borus snails*. Comp. Biochem. Physiol. **57** B, 335 (1977).
287. UHLENBRUCK, G., D. KARDUCK, H. HAUPT, and H. G. SCHWICK: C-reactive protein (crp), 9,5-α-1-glycoprotein and c1q: Serum proteins with lectin properties? Z. Immun.-Forsch. **155**, 262–266 (1979a).
288. UHLENBRUCK, G., G. I. PARDOE, and G. W. G. BIRD: On the specificity of lectins with a broad agglutinin spectrum. II. Studies on the nature of the T-antigen and the specific receptors for the lectin of *Arachis hypogaea* (ground-nut). Z. Immun.-Forsch. **138**, 423 (1969).
289. UHLENBRUCK, G., U. REIFENBERG, O. PROKOP und S. SCHNITZLER: Zur Diagnostik „polyagglutinabler" Erythrozyten. Acta biol. med. germ. **26**, 405 (1971b).
290. UHLENBRUCK, G., K. SCHUMACHER, G. STEINHAUSEN und A. VAN MIL: Über eine neue Gruppe mitogen wirkender Lectine aus Invertebraten. In: Aktuelle Probleme der Inneren Medizin. Verlag F. K. Schattauer, Stuttgart–New York (1977).
291. UHLENBRUCK, G., and G. STEINHAUSEN: Tridacnins: Symbiosis – profit or defensepurpose? Developmental and Comp. Immunol. **1**, 183 (1977).

292. UHLENBRUCK, G., G. STEINHAUSEN, and A. BALDO: Different anti-galactans in the hämolymph of *Tridacna maxima, Tridacna gigas*. Comp. Biochem. Physiol. **56** B, 329 (1977d).
293. UHLENBRUCK, G., G. STEINHAUSEN, and H. A. KAREEM: Different glycosubstances and galactans in the albumin glands and eggs of *Achatina fullica*. Z. Immun.-Forsch. **152**, 220 (1976).
294. UHLENBRUCK, G., G. STEINHAUSEN, and H. G. SCHWICK: A new marker for neuraminidase treated human serum glycoproteins from the haemolymph of *Tridacna maxima* (Röding). J. Clin. Chem. Clin. Biochem. **15**, 21 (1977e).
295. UHLENBRUCK, G., P. VAITH, P. KARDUCK, D. KARDUCK, H. HAUPT, and W. E. G. MÜLLER: Anti-galactan lectins. Protides of Biol. Fluids, B 5: Lectins: in Separation of Proteins. 27th Coll. (1979).
296. URBAIN, J.: Evolution of immunglobulins and origin of antibody diversity. Vortrag: 4th European immunology meeting. Budapest. 12.—14. 4. 1978.
297. VAIT, P., and G. UHLENBRUCK: The Thomsen agglutination phenomenon: A discovery revisted 50 years later. Z. Immun.-Forsch. **154**, 1 (1978).
298. VAREKA, J.: Pflanzliche Agglutinine in der Serologie. Diss. Arb. der·Naturwiss. Fakult. Brno (1952). (Zit. nach TOBIŠKA, 1964).
299. VESTER, F., L. BOHNE und M. EL-FOLY: Zur Kenntnis der Inhaltsstoffe von *Viscum-album*. IV. Biologisches Verhalten einzelner Proteinfraktionen. Hoppe-Seyler's Z. Physiol. Chem. **349**, 495 (1968).
300. VESTER, F., A. SEEL, M. STOLL und J. M. MÜLLER: Zur Kenntnis der Inhaltsstoffe von *Viscum album*. III. Isolierung und Reinigung cancerostatischer Proteinfraktionen. Hoppe-Seyler's Z. Physiol. Chem. **349**, 125 (1968).
301. WAGNER, M., B. WAGNER, H. FRANZ und P. ZISKA: Die Verwendung von Ferritinkonjugaten eines Lektins der Mistel (*Viscum album* L.) zur elektronenmikroskopischen Lokalisation von Zelloberflächenrezeptoren. Acta biol. med. germ. **37**, 1537 (1978).
302. WEBER, K., and M. OSBORNE: The reliability of the molecular weight determinations by Dodecyl-Sulfate-Polyacrylamide gel electrophoresis. J. Biol. Chem. **244**, 4406 (1969).
303. WEINHEIMER, P. F.: Characterisation of erythrocyte factors of *Panulirus argus*. A contribution to immunophylogeny. Ph. D. dissert. University of Alabama. (Zit. nach GOLD and BALDING, 1975).
304. WINKELHAKE, J. L.: Aglycosylantibody. Effects of exoglycosidase treatment on autochtonous antibody survival time in circulation. J. Biol. Chem. **251**, 1074 (1976).
305. WINTERFELD, K., and L. H. BIJL: Liebigs Ann. Chem. **561**, 107 (1948).
306. YARIV, J., A. J. KALB, and E. KATCHALSKI: Isolation of an L-fucose binding protein from *Lotus tetragonolobus* seed. Nature **215**, 890 (1967).
307. YOUNG, N. M.: The effects of maleylation on the properties of Concanavalin A. Biochem. Biophys. Acta **336**, 46 (1974).
308. ZIPF, H. F.: Arch. exp. Path. Pharmak. **209**, 165 (1951).
309. ZIPF, H. F.: Zur Pharmakologie des Viscotoxins. Klin. Wschr. **27**, 643 (1949).
310. ZISKA, P.: Persönliche Mitteilungen (1979).
311. ZISKA, P., and H. FRANZ: Interaction of immunglobulins with lectin and toxin from *Viscum album* L. Poster: Xth Europ. Congr. Allergol. klin. Immunol. (1977), Prag.

312. ZISKA, P., H. FRANZ und A. KIND: Reinigung und Charakterisierung des Lektins aus *Viscum album*. Vortrag: 1. Arb.-Tag. „Lektine", Berlin, 26. 5. 1977. Allergie u. Immunologie 24, 208–211 (1978).
313. ZISKA, P., H. FRANZ, and A. KINDT: The lectin from *Viscum album* L. Purification by biospecific affinity chromatography. Separatum Experientia 34, 123 (1978).
314. ZSCHIESCHE, W.: Die Wirkung von Iscador auf die Phagocytoseaktivität des reticolohistiocytären Systems. Monatsber. d. Deutsch. Akad. d. Wissenschaften Berlin 8, 10 (1966).
315. ZWINGER, Th.: Neues, vollkommenes Kräuterbuch. 1696 (zit. nach SINGER, 1959).

13. Sachregister